·大国医用药心法丛书·

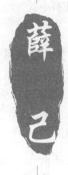

薛己

用补中益气汤

李成文 刘桂荣◎总主编

闫 石 潘琳琳◎主编

U0129588

中国健康传媒集团

中国医药科技出版社

内 容 提 要

薛己以善用补中益气汤等方剂而闻名，本书把薛己著作中关于补中益气汤的医论、医案整理成册，为保持著作原貌，不掺杂任何现代观点和论述，以便读者能在原汁原味的阅读中悟出自己的理解。全书共分为六大部分，展示了薛己运用补中益气汤治疗内、外、妇、儿、五官科疾病的经验。本书适用于临床医生、中医药院校师生及中医爱好者阅读。

图书在版编目（CIP）数据

薛己用补中益气汤/闫石，潘琳琳主编 . —北京：中国医药科技出版社，2021.12

（大国医用药心法丛书）

ISBN 978 − 7 − 5214 − 2868 − 1

Ⅰ.①薛…　Ⅱ.①闫…　②潘…　Ⅲ.①补中益气汤 – 研究　Ⅳ.①R286

中国版本图书馆 CIP 数据核字（2021）第 251400 号

美术编辑　陈君杞
版式设计　友全图文

出版　**中国健康传媒集团** | **中国医药科技出版社**
地址　北京市海淀区文慧园北路甲 22 号
邮编　100082
电话　发行：010 − 62227427　邮购：010 − 62236938
网址　www.cmstp.com
规格　880×1230mm $^{1}/_{32}$
印张　5 $^{7}/_{8}$
字数　157 千字
版次　2021 年 12 月第 1 版
印次　2021 年 12 月第 1 次印刷
印刷　三河市万龙印装有限公司
经销　全国各地新华书店
书号　ISBN 978 − 7 − 5214 − 2868 − 1
定价　**29.00 元**

获取新书信息、投稿、为图书纠错，请扫码联系我们。

《大国医用药心法丛书》

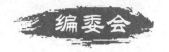

《薛己用补中益气汤》

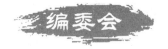

编委会

主　审　刘桂荣

主　编　闫　石　潘琳琳

副主编　韩慧莹　王　淞　杨　军

编　委　(按姓氏笔画排序)

　　　　王　淞　王新彦　韦美岐

　　　　闫　石　许　坤　杨　军

　　　　段展辉　韩慧莹　潘琳琳

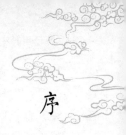

序

　　中医药是中华民族优秀文化的瑰宝，千年来赓续不绝，不断发扬光大，一直护佑着中国人民的健康，庇佑中华民族生生不息，并在世界范围内产生着越来越大的影响力和吸引力。中医药在数千年的发展中，涌现出众多的医家。正是这一代代苍生大医，使得中医药学世代传承，汇成了川流不息的文化长河，为中华民族的繁衍和百姓的健康提供了保障，功不可没。历史长河中的名家圣手，穷尽一生的努力，留下了毕生心血实践的理论及光辉的著作，不仅是中华民族更是全人类的宝贵财富。以四大经典为代表的典籍为中医理论体系奠定了基础，历代医家不断研究和阐发，使之不断充实、提高、发展。他们以继承不泥古、发扬不离宗的精神繁荣着中医学。当前，中医药发展虽然面临"天时、地利、人和"的大好局面，但我们对于中医理论的系统学习和创新研究还很迟缓，远未满足中医药事业发展的需要，以及社会进步和人民群众的需求。如何按照中医药自身发展的规律来加快理论创新，促进学术进步，是我们这一代中医学者面临的艰巨任务。历代前贤已经积累了丰富而实用的学术理论和实践经验，并形成了独到的临床诊疗技艺，但却还没有得到很好的传承，继承不足，创新也就缺乏动力，制约着中医药事业的持续健康发展。

　　幸运的是，我们党和政府高度重视中医药工作，特别是党的十八大以来，以习近平同志为核心的党中央把中医药工作摆在更加突出的位置，出台了一系列推进中医药事业发展的重要政策和措施，中医药改革发展取得显著成绩。在抗击新冠肺炎疫情过程中，中医药的应用取得了令人信服的成效，中医药方案具有独特性、可及性、社会性、安全性、经济性、多样性六大优势，获得了社会各界的普遍认可。古老的中医药历久弥新，正在被越来越多的人所接受。

《"健康中国2030"规划纲要》提出，实施中医药传承创新工程，重视中医药经典医籍研读及挖掘，全面系统继承历代各家学术理论、流派及学说，不断弘扬当代名老中医药专家学术思想和临床诊疗经验，挖掘民间诊疗技术和方药，推进中医药文化传承与发展。这也是本丛书策划出版的初心和宗旨。

本丛书精选了自金元时期至清代共10位杰出医家，系统整理了他们独特的方药应用和临证经验。这些医家皆为应用方药具有代表性或学术特色突出的医家，论治疾病经验丰富，常于平淡之中见神奇，论述平实且切合临床实际；其所记录医案众多而真实，其治法方药均可师可法，治疗思路颇具启发性。

本次整理研究，是在反复阅读原著、把握全局的基础上，对医家的学术经验进行了全面探讨，尽量反映其临证思维方法，还原其用药思路、方法和规律，全书收罗广博、条分缕析，详略适中，有利于读者掌握医家应用方药的原理及临床运用规律，以适应当前临床实际的需要。

丛书内容完全出自医家原著，最大限度地反映医家本人的经验论述，不添加任何现代人的观点和评价，希望读者读来能有原汁原味、酣畅淋漓的感觉。另外，凡入药成分涉及国家禁猎和保护动物的（如犀角、虎骨等），为保持古籍原貌，原则上不改。但在临床运用时，应使用相关替代品。

本丛书的参编涉及全国多所高等中医院校及医疗机构的多位专家、学者。全体作者历时5年，怀着对中医药事业的赤子之心，在中医药传承道路上，默默奉献，以实际行动切实履行了"继承好、发展好、利用好"中医药学术的重大使命。

希望丛书能成为中医药院校在校学生和中医、中西医结合医生的良师益友；成为医疗、教学、科研机构及各图书馆的永久珍藏。

由于种种原因，丛书难免有疏漏之处，敬请读者不吝批评指正，以利于本书修订和完善。

在此衷心感谢中国医药科技出版社的大力支持！

丛书编委会
2021年9月

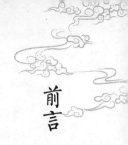

薛己（1487～1559）中国明代医学家。自幼继承家训，精研医术，学验俱丰，涉及内、外、妇、儿各科。

薛己不但继承了《黄帝内经》中重视脾胃的学术思想，还深受李东垣脾胃学说的影响，创造性地提出了"滋其化源"的学术思想。李东垣提出"内伤脾胃，百病由生"的观点，十分重视脾胃在人体中的作用，而薛己充分继承了这一观点，提出"人得土以养百骸，身失土以枯四肢""人以脾胃为本"，在其著作中多处引用东垣先生的观点以阐述自己对疾病的认识。但是，薛氏观点又有不同于东垣之处。东垣提出脾胃元气与阴火不两立，气虚则阴火亢盛，因此提倡补脾胃泻阴火，所以在临床上用药经常有补脾胃升阳气之药如黄芪、党参、升麻、柴胡、葛根与黄连、黄柏、知母同用，如升阳益胃汤等。而薛氏则重视脾气亏虚，脾气下陷，重视补益脾胃滋化源的治法。他提出"人之胃气受伤，则虚证蜂起"，不论内伤外感皆可由脾胃虚弱引起，对脾胃盛衰在发病学上的作用进行了充分强调。也对李东垣的"脾胃内伤学说"作了进一步的阐发。薛己对脾胃阳气的重视充分反映在他的具体治疗上，他反复指出对知母、黄柏等苦寒峻剂要慎用，以免克伐脾胃。不主张多用麦门冬、芍药、山栀和生地等能滋碍脾气的药物。他经常使用补益脾胃元气，升举清阳之法，补中益气汤就是这种治法的经典代表方剂。因此，薛己在其著作中运用补中益气汤较为频繁，其对补中益气汤的论述和应用经验散见于薛己的著作当中。

本书为了方便读者能系统地学习薛己对补中益气汤的认识，把薛己著作中关于补中益气汤的论述整理成册，保持著作原貌，不掺杂任何现代观点和论述，以便读者能在原汁原味的阅读中读出自己的理解。

全书共分为六大部分，分别包括概述、内科病、外科病、妇科病、儿科病、五官科症。系统全面展示了薛己运用补中益气汤治疗临床各科疾病的经验。

限于作者水平有限，不当之处敬请指正。

编者

2021 年 8 月

目录

一、 李东垣创制补中益气汤

（一）补中益气汤组成及配伍

黄芪（劳役病热甚者一钱）　甘草（炙）以上各五分　人参（去芦）升麻　柴胡　橘皮　当归身（酒洗）　白术以上各三分。上味㕮咀，都作一服，水二盏，煎至一盏，去渣，早饭后温服。如伤之重者，二服而愈，量轻重治之。

后世医家使用补中益气汤，有剂量渐增趋势。赵献可在《医贯》中说："古方只有黄芪一钱，其余各三分。薛立斋常用参、芪各半钱，白术一钱，当归一钱，陈皮七分，升麻、柴胡各五分，进退加减，神应无穷。如病甚者，参、芪或三钱五钱，随症加用。"

（二）补中益气汤加减法

1. 伴腹痛

如腹中痛者，加白芍五分，炙甘草三分。

如恶寒冷痛者，加去皮肉桂一分或三分，肉桂是也。

如恶热喜寒而腹痛者，于已加白芍药二味中，更加生黄芩三分或二分。

如夏月腹痛而不恶热者亦然，治时热也。

如天凉时，恶热而痛，于已加白芍药、甘草、黄芩中，更少加桂。

如天寒时腹痛，去白芍一味酸而寒故也，加益智三分或二分，或加半夏五分，生姜三片。如脐下痛者，加真熟地黄五分，其痛立止。

如不已者，乃大寒也，更加肉桂（去皮）二分或三分。

如胸中气壅滞，加青皮二分，如气促少气者去之。

如胁下痛或胁下急缩，俱加柴胡三分，甚则五分。

如患者能食而心下痞，加黄连一分或三分；如不能食、心下痞，勿加黄连。

2. 伴头痛

如头痛，加蔓荆子二分或三分。

如痛甚者，加川芎二分。

如顶痛、脑痛，加藁本三分或五分。

如苦痛者，加细辛二分。

诸头痛者，并用此四味足矣。

如头上有热，则此不能治，别以清空膏主之。

3. 伴身痛

如身有疼痛者，湿；若身重者，亦湿；加去桂五苓散一钱。

如风湿相搏，一身尽痛，加羌活、防风、藁本根，以上各五分，升麻、苍术，以上各一钱。勿用五苓，所以然者，为药已能胜湿，故别作一服与之。如病去，勿再服，以诸风药损人元气而益其病故也。

4. 伴便秘

如大便秘涩，加当归梢一钱，闭涩不行者，前成正药，先用一口，调玄明粉五分或一钱，得行则止。此病不宜下，下之恐变凶证也。

5. 伴咳嗽

如久病咳嗽者，去人参；初病者，勿去之。冬月或春寒，或秋凉时，各宜加去根节麻黄五分。

如春令大温，只加佛耳草三分，款冬花一分。

如夏月病嗽，加五味子三十二枚，麦冬（去心）二分或三分。

如舌上白滑苔者，是胸中有寒，勿用之。

如夏月不嗽，亦加人参三分或二分，并加五味子、麦冬各等份，救肺受火邪也。

二、 薛己应用补中益气汤

（一）重视脾胃元气

"人以脾胃为本，纳五谷，化精液。其清者入荣，浊者入卫，阴阳得此，是谓之橐籥，故阳则发于四肢，阴则行于五脏。土旺于四时，善载乎万物，人得土以养百骸，身失土以枯四肢。"所以"人之一身，以脾胃为主"，"东垣先生著《脾胃》《内外伤》等论，谆谆然皆以固脾胃为本。"（《内科摘要·卷上·饮食劳倦亏损元气等症》）

"胃为五脏之根本，胃气一虚，诸症悉至"（《外科枢要·卷三·论足跟疮》），"胃气一虚，五脏失所，百病生焉"（《女科撮要·卷下·产后咳嗽》）。

"审系劳伤元气，虽有百症，但用补中益气汤，其病自愈"（《内科摘要·卷上·脾胃亏损疟疾寒热等症》）。

（二）补中益气汤市方应用

1. 补中益气汤治疗元气虚损性疾病

治中气不足，肢体倦怠，口干发热，饮食无味；或饮食失节，劳倦身热，脉洪大而虚；或头痛恶寒，自汗；或气高而喘，身热而烦；或脉微细，软弱自汗，体倦少食；或中气虚弱而不能摄血；或饮食劳倦而患疟痢；或疟痢因脾胃虚而不能愈；或元气虚弱，感冒风寒，不胜发表，宜用此代之；或入房而后感冒；或感冒而后入房，亦用前汤，急加附子。

——《内科摘要·卷下·各症方药》

治禀元气虚弱，因劳而拗中作痛，或患便痈，寒热口干作渴，宜此汤加射干主之。如寒热已退，而肿不消，此欲作脓也，宜用十全大补汤。（方见肌肉不生）

——《保婴撮要·卷十四·便痈》

治元气虚损。或因克伐恶寒发热，肢体倦怠，饮食少思；或不能起发，消散生肌收敛；或兼饮食劳倦，头痛身热，烦躁作渴；脉洪大弦虚，或微细软弱。

黄芪　人参　白术　甘草（炙）各一钱五分　当归一钱　陈皮五分
升麻　柴胡各三分

上姜、枣，水煎，空心午前服。

——《外科枢要·卷四·治疮疡各症附方》

治元气不足，四肢倦怠，口干发热，饮食无味，或饮食失节，
劳倦身热，脉洪大而无力，或头痛发热，或恶寒自汗，或气高而
喘，身热而烦。

黄芪（炙）一钱五分　甘草（炙）　人参　当归（酒拌）　白术
（炒）各一钱　升麻　柴胡各三分　陈皮一钱

上姜枣，水煎服。

——《女科撮要·卷下·附方并注》

2. 补中益气汤治疗外科疮疡

治疮疡之类，过服败毒之药，致中气虚弱，发热恶寒者。

——《保婴撮要·卷十二·黄水黏疮》

治疮疡之人，元气不足，四肢倦怠，口干发热，饮食无味，或
饮食失节，或劳倦身热。脉洪大而无力，或头痛，或恶寒自汗，或
气高而喘，身热而烦。

黄芪（炙）一钱五分　甘草　人参　当归（酒拌）　白术（炒）各
一钱　升麻　柴胡　陈皮各三分

作一剂，水二盅，姜三片，枣二枚，煎一钟，空心服。

——《外科发挥·卷二·溃疡发热》

3. 补中益气汤治疗儿科疾病

治小儿禀赋不足，荣卫之气短促，寒薄腠理，闭郁而为疮疡；
或因疮疡服克伐之剂，气血亏损而不能消散；或因已溃，气血亏损
而不能生肌；或恶寒发热，烦躁倦怠，饮食少思等症。

人参　黄芪（炒）　白术（炒）　甘草（炙）　当归　陈皮各五
分　柴胡　升麻各三分

上姜枣，水煎服。

——《保婴撮要·卷十五·肌肉不生》

治痘疮中气虚弱，或因克伐，以致身痒，恶寒发热，烦渴体

倦，饮食少思，或不能结痂作痒者。

——《保婴撮要·卷十八·作痒抓破脓水淋漓之症》

4. 补中益气汤治疗杂病

治跌扑等症，伤损元气；或过用克伐，恶寒发热，肢体倦怠；或溃后血气虚弱，不能生肌收敛；或兼饮食劳役，头痛身热，烦躁作渴，脉洪大弦虚；或微细濡弱，自汗，饮食少思。尤疮疡虚损之圣药也。

——《保婴撮要·卷十六·阴囊被伤》

5. 补中益气汤治疗口齿类疾病

治中气伤损，唇口生疮，或齿牙作痛，恶寒发热，肢体倦怠，食少自汗，或头痛身热，烦躁作渴，气喘脉大而虚，或微细软弱。

人参　黄芪（炒）　甘草各一钱半　白术　当归　橘红各一钱
柴胡　升麻各五分

——《口齿类要·附方并注》

（三）补中益气汤配合其他方药的应用

1. 香连丸

治痢疾并水泻、暑泻甚效。

黄连（净）二十两　吴茱萸（去枝梗）十两

上先将二味用热水拌和，入瓷器内，置热汤炖一日同炒至黄连紫黄色，去茱用连，为末，四两，入木香末一两，淡醋米饮为丸，桐子大。每服二三十丸，滚汤下。久痢中气下陷者，用补中益气下。

——《内科摘要·卷下·各症方药》

2. 十全大补汤

治禀元气虚弱，因劳患便痈，或拗中作痛，服补中益气汤，寒热退而肿不消散。此血气虚而不能成脓也，宜服此汤。已成而不能溃，或已溃而不能生肌，寒热不止，自汗盗汗，脓清不敛者，但服此药，则元气自复，诸症自愈。

——《保婴撮要·卷十四·便痈》

3. 犀角地黄丸

治胃火血热，妄行吐衄，或大便下血者。犀角（镑末）　生地

黄　赤芍药　牡丹皮各一钱半　升麻　黄芩（炒）各一钱

上水煎，熟入犀末服。

若因怒而致，加山栀、柴胡。若脾气虚而不能摄，用归脾汤。若肝脾火动而妄行，用加味逍遥散。若脾气虚而不能统，用补中益气汤加炮黑干姜。若血虚有火而妄行，用四物加炮姜。

——《外科枢要·卷四·治疮疡各症附方》

4. 清热补血汤

治口舌生疮，体倦少食，日晡益甚，或目涩热痛。

熟地黄（酒拌）一钱　黄柏　知母　五味子　麦门冬各五分　当归（酒拌）　川芎　芍药各一钱　玄参七分　柴胡　牡丹皮各五分

上水煎服。如不应，用补中益气汤加五味治之。

——《口齿类要·附方并注》

5. 二黄散

治胎漏下血，或内热晡热，或头痛头晕，或烦躁作渴，或胁肋胀痛等症。

生地黄　熟地黄

上为末，每服三钱，煎白术、枳壳汤下。

前四症若因脾胃虚弱，宜用补中益气汤加五味。若因脾胃虚陷，宜用前汤倍用升麻、柴胡。若因晡热内热，宜用逍遥散。

——《女科撮要·附方并注》

6. 天仙藤散

治妊娠自三月之后，足指发肿，渐至腿膝，饮食不甘，状似水气，或脚指间出黄水，名曰子气。

天仙藤（洗略炒）　香附（炒）　陈皮　甘草　乌药各等份

上每服三五钱，生姜、木瓜各三片，紫苏三叶，水煎，食前日进三服。

若因脾胃虚弱，宜兼六君子。中气下陷，须用补中益气汤。

——《女科撮要·附方并注》

7. 芎归补中汤

治气血虚半产。

艾叶（代姜）　阿胶（炒）　川芎　五味子（杵炒）　黄芪（炙）

当归　白术（炒）　芍药（炒）　人参　杜仲（炒）各一钱　甘草
（炙）五分

上每服五钱，水煎服。

若脾气虚弱，须用补中益气汤。若气虚而有火，宜用安胎饮。

—— 《女科撮要·附方并注》

8. 芸薹散

治孕妇九窍出血，或作晕欲死。

芸薹子　当归（焙）各一钱　芍药　官桂各半钱

上为末，每服三钱，以酒并童便各半盏调灌下立瘥。或一味童
便温饮，尤效。

前二症，若脾胃气虚不能统血，宜用四君、芎、归。中气下
陷，补中益气汤。若血脱，须补气为主。

—— 《女科撮要·附方并注》

9. 醋附丸

治元脏虚冷，月候不调，头眩少食，浑身寒热，腹中急痛，赤
白带下，心忡气闷，血中虚寒，胎气不固。用醋煮香附半斤，焙为
末，醋糊丸桐子大。每服三四十丸，米饮下。愚按：前症若元脏虚
寒，手足厥冷，用八味丸……中气不足，用补中益气汤。

—— 《校注妇人良方·卷一·调经门·月水不调方论第五》

10. 桂枝桃仁汤

治经脉顿然不行，腹中作痛，或上攻心胁欲死，或因经脉不
行，渐成积块，脐下如覆杯。

桂枝　芍药　生地黄各二钱　桃仁七枚（去皮尖）　甘草一钱　上
姜水煎。

若因七情郁结，血随气滞者，宜服此汤。如不效，用地黄通经
丸。已成血块者，用万病丸。愚按：前症……若气虚血弱，用补中
益气汤。

—— 《校注妇人良方·卷一·调经门·月水行止腹痛方论第十二》

11. 加减四物汤

治血虚月经不调，腰腹作痛，崩中漏下，半产，产后恶露内停，或去血过多而痛。愚按：……胃气陷而血虚，用补中益气汤。

——《校注妇人良方·卷二·众疾门·通用方序论第四》

12. 香连丸

治痢疾，并水泻暑泻腹痛，不问赤白，神效。

黄连（净）二十两　吴茱萸（去枝梗）十两

上先将二味用热水拌和，入磁器内，置热汤炖一日，同炒至黄连紫黄色，去茱，用连为末，每末四两，入木香末一两，淡醋米饮为丸桐子大。每服二三十丸，滚汤下。久痢中气下陷者，用补中益气汤下。中气虚者，用四君子下。中气虚寒者，加姜、桂。

——《校注妇人良方·卷八·众疾门·妇人泄泻方论第九》

13. 防风如神散

治风热气滞，粪后下血。

防风　枳壳麸炒，各等份

上每服三钱，水煎。

愚按：前二症若胃气虚，不能统血而下，用四君。中气下陷，用补中益气汤。脾气郁结，用归脾汤。气血虚弱，用八珍汤。气血虚寒，用十全大补汤。

——《校注妇人良方·卷八·众疾门·妇人大便下血方论第十三》

14. 治便红

用黄连、吴茱萸等分，热汤拌湿，罨一二日同炒，各另为末，各糊为丸如梧子大。每服一二钱。粪前红服茱萸丸，粪后红服黄连丸，俱酒下。如四五服不应者，乃气虚不能摄血，以六君子汤加黄芪、地松治之。再不应，以补中益气汤倍加柴胡、升麻举之。切忌寒凉药之剂。

——《外科经验方·痔疮》

15. 双解散

治男子交感强固精气，致患便痈肿痛，或发热，宜用此药一二服。如不消，更服补中益气汤。

——《外科经验方·便痈》

16. 补中益气汤

治劳役患便痈不消。

人参 黄芪（盐水拌，炒） 白术（炒）各一钱五分 当归（酒拌）陈皮各一钱 柴胡 升麻各五分 作一剂，姜三片，枣二枚，水二钟，煎八分，食前服。

——《外科经验方·便痈》

17. 五苓散（方见五淋）

愚按：前症（痢疾）若津液偏渗于大肠，大便泻而小便少者，宜用此药分利。若阴阳已分而小便短少者，此脾肺虚而不能生也，宜用补中益气汤加麦门、五味。

——《保婴撮要·卷七·诸痢》

内科病

第二章

第一节　肺系疾病

一、咳喘

鸿胪苏龙溪，咳嗽气喘，鼻塞流涕，余用参苏饮一剂，以散寒邪，更用补中益气汤，以实腠理而愈。后因劳怒仍作，自用前饮益甚，加黄连、枳实，腹胀不食，小便短少，服二陈、四苓，前症愈剧，小便不通。余曰：腹胀不食，脾胃虚也；小便短少，肺肾虚也。悉因攻伐所致。投以六君加黄芪、炮姜、五味二剂，诸症顿退，再用补中益气加炮姜、五味，数剂痊愈。

——《内科摘要·卷上·脾肺亏损咳嗽痰喘等症十一》

地官李北川，每劳咳嗽，余用补中益气汤即愈。一日复作，自用参苏饮益甚，更服人参败毒散，项强口噤，腰背反张。余曰：此误汗亡津液而变痉矣。仍以前汤加附子一钱，四剂而痊。感冒咳嗽，若误行发汗过多，喘促呼吸不利，吐痰不止，必患肺痈矣。

——《内科摘要·卷上·脾肺亏损咳嗽痰喘等症十一》

待御谭希曾，咳嗽吐痰，手足时冷，余以为脾肺虚寒，用补中益气加炮姜而愈。

——《内科摘要·卷上·脾肺亏损咳嗽痰喘等症十一》

金宪阮君聘，咳嗽面白，鼻流清涕，此脾肺虚而兼外邪，用补中益气加茯苓、半夏、五味治之而愈，又用六君、芎、归之类而安。

——《内科摘要·卷上·脾肺亏损咳嗽痰喘等症十一》

中书鲍希伏，素阴虚，患咳嗽，服清气化痰丸及二陈、芩、连之类，痰益甚；用四物、黄柏、知母、玄参之类，腹胀喑哑，右关脉浮弦，左尺脉洪大。余曰：脾土既不能生肺金，阴火又从而克之，当滋化源。朝用补中益气加山茱、麦门、五味，夕用六味地黄加五味子，三月余，喜其慎疾得愈。

——《内科摘要·卷上·脾肺亏损咳嗽痰喘等症十一》

上舍史瞻之，每至春咳嗽，用参苏饮加芩、连、桑、杏乃愈。乙巳春患之，用前药益甚，更加喉喑，就治，左尺洪数而无力。余曰：此是肾经阴火，刑克肺金，当滋化源。遂以六味丸料加麦门、五味、炒栀及补中益气汤而愈。

——《内科摘要·卷上·脾肺亏损咳嗽痰喘等症十一》

一男子，夏月吐痰或嗽，用胃火药不应，余以为火乘肺金，用麦门冬汤而愈。后因劳复嗽，用补中益气加桔梗、山栀、片芩、麦门、五味而愈。但口干体倦，小便赤涩，日用生脉散而痊。若咳而属胃火有痰，宜竹叶石膏汤。胃气虚，宜补中益气加贝母、桔梗。若阴火上冲，宜生脉散送地黄丸，以保肺气生肾水。此乃真脏之患，非滋化源决不能愈。

——《内科摘要·卷上·脾肺亏损咳嗽痰喘等症十一》

一妇人，咳嗽，早间吐痰甚多，夜间喘急不寐。余谓早间多痰，乃脾虚饮食所化，夜间喘急，乃肺虚阴火上冲。遂用补中益气加麦门、五味而愈。

——《内科摘要·卷上·脾肺亏损咳嗽痰喘等症十一》

吴江庠史万湖仲子室，年二十余，疫疾堕胎，时咳，服清肺解表之药，喘急不寐。予以为脾土虚而不能生肺金，药复损而益甚也。先与补中益气加茯苓、半夏、五味、炮姜，四剂渐愈。后往视之，用八珍加五味及十全大补汤而愈。

——《校注妇人良方·卷十三·妊娠疾病门·妊娠数堕胎方论第一》

夫肺内主气，外司皮毛，皮毛不密，寒邪乘之则咳嗽。秋则肺受之，冬则肾受之，春则肝受之，夏则心受之。其嗽不已，乃传于腑。妊娠病久不已，则伤胎也。愚按：……脾胃气虚，风寒所伤，则补中益气加桑皮、杏仁、桔梗。

——《校注妇人良方·卷十三·妊娠疾病门·妊娠咳嗽方论第七》

一妊妇嗽则便自出。此肺气不足，肾气亏损，不能司摄，用补中益气汤以培土金，六味丸加五味以生肾气而愈。

——《校注妇人良方·卷十三·妊娠疾病门·妊娠咳嗽方论第七》

愚按：窃谓前症（咳嗽），午前嗽属胃火盛，用竹叶石膏汤；胃气虚，用补中益气加炒山栀……不得眠及两胁下痛，用六味地黄、补中益气。

——《校注妇人良方·卷六·众疾门·妇人咳嗽方论第十一》

一妇人素勤苦，冬初咳嗽发热，吐血盗汗，遍身作痛，或寒热往来，用化痰降火之药，口噤筋挛，此血本虚而药复损之耳。余用八味丸为主，佐以补中益气、麦门、五味、山药，年余而愈。

——《校注妇人良方·卷六·众疾门·妇人咳嗽方论第十一》

一妇人久咳嗽，面色萎黄，或时㿠白，肢体倦怠，饮食少思，稍多则泻。此脾土虚而不能生肺金，朝用补中益气汤，夕用六君子汤为主，间佐以八珍汤，三月余渐愈。后感寒邪喘嗽，胸腹作胀，饮食不入，四肢逆冷。此中气尚虚，不能充皮毛、肥腠理、司开阖之所致也，遂用六君加生姜、桔梗而愈。

——《校注妇人良方·卷六·众疾门·妇人咳嗽方论第十一》

一妇人患前症，不时发热，或时寒热，或用清热之剂，其热益甚，盗汗口干，两足如炙，遍身皆热，昏愦如醉，良久，热止方苏，或晡热，至旦方止，此阴血虚而阳气弱也。余朝用六味丸料，夕用十全大补汤，月余诸症稍愈。更兼以补中益气汤，两月余而愈。

——《校注妇人良方·卷六·众疾门·劳嗽方论第十三》

愚按：东垣云：肺金受邪，由脾胃虚弱，不能生肺，乃所生受病，故咳嗽，气短，气上，皮毛不能御寒，精神少而渴，情惨不药，皆阳气不足，阴气有余也……脾虚不能生肺，补中益气汤。

——《校注妇人良方·卷六·众疾门·喘满方论第十四》

一妇人伤风寒作喘，或用表散，愈而复患。仍用前药，其症益甚，饮食少思，胸腹不利。此因脾肺气虚也，予先用六君子汤加桔梗渐愈，又用补中益气汤全愈。

——《校注妇人良方·卷六·众疾门·喘满方论第十四》

一妇人患前症（喘满），属命门火虚，不能生脾土，用补中益气汤、八味地黄丸而痊。后复患，其喘益甚，用前药不应，遂用黑锡丹二服喘止。仍用前二药，而诸症痊，凡属邪气有余者，其症易识，治效亦速。其属元气不足者，变症不一，效非可以旦夕期也。

——《校注妇人良方·卷六·众疾门·喘满方论第十四》

一妇人内热口干，劳则头晕，吐痰带下，或用化痰理气药，前症益盛，肢体或麻。又用祛风化痰药，肢体常麻，手足或冷或热。此脾土不能生肺金也。余用补中益气加茯苓、半夏、炮姜，二十余剂渐愈。又用加味逍遥散，三十余剂全愈。

——《校注妇人良方·卷六·众疾门·妇人风痰积饮咳嗽方论第十五》

一妇人咳嗽胁痛，或用清肺化痰降火等剂，久不愈，更加内热晡热，若两胁或小腹内热，其咳益甚，小便自遗。余曰：此属肝经血虚火动。用六味丸加五味子，滋肾水以生肝血，用补中益气生脾土以滋肺金而寻愈。

——《校注妇人良方·卷六·众疾门·妇人风痰积饮咳嗽方论第十五》

一儒者，体肥善饮，仲秋痰喘，用二陈、芩、连益甚，加桑皮、杏仁，盗汗气促；加贝母、枳壳，不时发热，余以为脾肺虚寒，用八味丸以补土母，补中益气以接中气而愈。

——《内科摘要·卷下·脾胃亏损暑湿所伤等症四》

二、发热

妇人客热，由元气虚而外热乘之，以致口燥心烦，四肢壮热，肌肉消瘦。治法当审其因而调补之。愚按：前症若客邪所侵，用补中益气加川芎、防风……发热体倦，补中益气汤。

——《校注妇人良方·卷六·众疾门·妇人客热方论第二》

愚按：前症（寒热如疟）若寸口脉微，名曰阳不足，则阴气上入于阳中，用补中益气汤。

——《校注妇人良方·卷六·众疾门·妇人寒热方论第三》

愚按：前症（寒热如疟）若肝脉弦出鱼际，用生地丸……若亏损元气而寒热，佐以补中益气汤。

——《校注妇人良方·卷六·众疾门·寡妇寒热如疟方论第四》

一寡妇不时寒热，脉上鱼际，此血盛之症，用小柴胡汤加生地黄治之而愈，但畏风寒，此脾胃气虚，用加味归脾、补中益气汤，兼服而止。

——《校注妇人良方·卷六·众疾门·寡妇寒热如疟方论第四》

愚按：前症（恶寒）……若劳伤形气而恶寒，乃无阳以护卫，用补中益气汤……若体倦烦渴，头痛自汗，用补中益气加五味、麦门。

——《校注妇人良方·卷六·众疾门·妇人恶寒方论第五》

一男子溃后发热作痛，脉浮数，按之无力，劳而尤甚。以补中益气汤治之而止；更以十全大补汤而愈。常治左手脉小于右手而热者，用血药多于气药；右手脉小于左手而热者，用气药多于血药。

——《外科发挥·卷二·溃疡发热》

一男子溃后发热，头痛脉浮紧，虚而兼表邪也。以补中益气汤加川芎、白芷，二剂而止，更以托里药而愈。

——《外科发挥·卷二·溃疡发热》

一男子溃后发热，服凉药益甚。诊之脉浮，乃气虚也。以补中益气汤加五味子、麦门冬治之而止，更以托里药而敛。

——《外科发挥·卷二·溃疡发热》

一妇人溃后发热，脉浮而数，虚而兼表证也。以补中益气汤倍用柴胡、升麻，一剂而止，以托里月余而敛。

——《外科发挥·卷二·溃疡发热》

一妇人臂肿，未成脓，饮食少思，遇劳作痛发热。以补中益气汤二剂，痛少止；以补气血健脾胃药而消。

——《外科发挥·卷一·肿疡》

一男子未溃，倦怠发热，以补中益气汤，治之稍愈；以益气养荣汤，月余而溃，又月而瘥。

——《外科发挥·卷五·瘰疬》

一男子，腿肿，发热畏寒，以补中益气汤治之。彼以为缓，乃服芩、连等药，热愈盛。复请治，予与人参养荣汤，二十余剂而溃。更以参、芪、归、术、炙甘草、肉桂，又月余而敛。夫火之为病，当分虚实。芩、连苦寒，能泻心肺有余之火。若老弱，或饮食劳倦而发者，此为不足，当以甘温之剂治之。未尝有实热而畏寒，虚热而喜寒者，此其验。

———《外科心法·卷三·溃后发寒热》

三、暑湿所伤

一儒者，每春夏口干发热，劳则头痛，服清凉化痰药，泻、喘、烦躁，用香薷饮，神思昏愦，脉大而虚，此因闭藏之际，不远帏幕为患，名曰注夏。用补中益气去柴胡、升麻，加五味、麦门、炮姜，一剂，脉益甚。仍用前药加肉桂五分，服之即苏，更用六味丸而痊。

———《内科摘要·卷下·脾胃亏损暑湿所伤等症四》

第二节　脾系疾病

一、腹痛、腹胀

唐仪部胸内作痛，月余腹亦痛，左关弦长，右关弦紧，此脾虚肝邪所乘，以补中益气加半夏、木香二剂而愈，又用六君子汤二剂而安。此面色黄中见青。

———《内科摘要·卷上·脾胃亏损心腹作痛等症三》

仪部李北川常患腹痛，每治以补中益气加山栀即愈。一日因怒，肚腹作痛，胸胁作胀，呕吐不食，肝脉弦紧。此脾气虚弱，肝火所乘，仍用前汤吞左金丸，一服而愈。此面色黄中见青兼赤。

———《内科摘要·卷上·脾胃亏损心腹作痛等症三》

一妊妇饮食停滞，心腹胀满，或用人参养胃汤加青皮、山楂、枳壳，其胀益甚，其胎上攻，恶心不食，右关脉浮大，按之则弦。此脾土不足，肝木所侮。余用六君子加柴胡、升麻而愈。后小腹痞闷，用补中益气汤，升举脾气乃瘥。

———《校注妇人良方·卷十二·妊娠疾病门·妊娠心腹胀满方论第十六》

一妊娠因停食，服枳术丸，胸腹不利，饮食益少。更服消导宽中之剂，其胎下坠。余谓此脾气虚而不能承载也。用补中益气及六君子汤，中气渐健，其胎渐安。又用八珍汤加柴胡、升麻，调理而痊。

——《校注妇人良方·卷十五·妊娠疾病门·妊娠伤食方论第十二》

一妇人胸膈不利，饮食少思，腹胀吞酸，或用疏利之药，反致中满不食。予以为脾土虚而肝木胜，用补中益气汤加砂仁、香附、煨姜，又以六君子加芎、归、桔梗而愈。

——《校注妇人良方·卷七·众疾门·妇人心腹胀满方论第十八》

吴江史玄年母，久病之后遇事拂意，忽胸腹胀满，面目微肿，两腿重滞，气逆上升，言语喘促，所服皆清气之剂，不效。予曰：此脾肺虚寒也。先用六君子汤一剂，病热顿减。后用补中益气加茯苓、半夏、干姜二剂，形体顿安。后以七情失调，夜间腹胀，乃以十全大补加木香治之而痊。

——《校注妇人良方·卷七·众疾门·妇人心腹胀满方论第十八》

一孀妇内热晡热，肢体酸麻，不时吐痰，或用清气化痰药，喉间不利，白带腹胀；用行气散血药，胸膈不利，肢体时麻。此郁怒伤肝脾而药益甚也，予则朝用归脾汤以解脾郁生脾气，夕用加味逍遥散以清肝火生肝血，百余剂而愈。后因怒，饮食日少，肢体时麻。此乃肝火侮土，用补中益气加山栀、茯苓、半夏而痊。又饮食失调，兼有怒气，肢体麻甚，月经如注，脉浮洪而数。此脾受肝伤，不能统血而致崩，肝气亏损阴血而脉大。继用六君加芎、归、炮姜而血崩止，又用补中益气加炮姜、茯苓、半夏而元气复，更用归脾汤、逍遥散调理而康。

——《校注妇人良方·卷七·众疾门·妇人两胁胀痛方论第十七》

一妇人胁下作痛，色赤寒热，用小柴胡汤，加山栀、川芎，以清肝火而愈。但经行之后，患处作痛，用八珍汤，以补气血而安。若肝胆二经，血燥气逆所致，当用小柴胡汤加山栀、胆草、芎、归主之。若久而脾胃虚弱，用补中益气为主。

——《外科枢要·卷一·论疮疡泥用定痛散》

二、 吞酸嗳腐

一儒者面色痿黄，胸膈不利，吞酸嗳腐，恪服理气化痰之药，大便不实，食少体倦，此脾胃虚寒，用六君加炮姜、木香渐愈，更兼用四神丸而元气复。此症若中气虚弱者，用人参理中汤，或补中益气加木香、干姜，不应，送左金丸或越鞠丸。若中气虚寒，必加附子，或附子理中汤，无有不愈。

——《内科摘要·卷上·脾胃亏损吞酸嗳腐等症七》

一上舍饮食失宜，胸腹膨胀，嗳气吞酸，以自知医，用二陈、枳实、黄连、苍术、黄柏之类，前症益甚，更加足趾肿痛，趾缝出水，余用补中益气加茯苓、半夏，治之而愈。若腿足浮肿，或焮肿，寒热呕吐，亦用前药。

——《内科摘要·卷上·脾胃亏损吞酸嗳腐等症七》

一妇人，吞酸嗳腐，呕吐痰涎，面色纯白，或用二陈、黄连、枳实之类，加发热作渴，肚腹胀满。余曰：此脾胃亏损，未传寒中。不信，仍作火治，肢体肿胀如蛊，余以六君加附子、木香治之，胃气渐醒，饮食渐进，虚火归经，又以补中益气加炮姜、木香、茯苓、半夏，兼服痊愈。

——《内科摘要·卷上·脾胃亏损吞酸嗳腐等症七》

仙云，家母久患心腹疼痛，每作必胸满，呕吐，厥逆，面赤唇麻，咽干舌燥，寒热不时，而脉洪大，众以痰火治之，屡止屡作，迨乙巳春，发热频甚，用药反剧，有朱存默氏，谓服寒凉药所致，欲用参、术等剂，余疑痛无补法，乃请立斋先生以折中焉。先生诊而叹曰：此寒凉损真之故，内真寒而外假热也，且脉息弦洪而有怪状，乃脾气亏损，肝脉乘之而然。惟当温补其胃。遂与补中益气加半夏、茯苓、吴茱、木香，一服而效。家母病发月余，竟夕不安，今熟寐彻晓，洪脉顿敛，怪脉顿除，诸症释然。

——《内科摘要·卷上·脾胃亏损吞酸嗳腐等症七》

一妇人饮食少思，胸中嘈杂，头晕吐痰。此中气虚而有热，用六君子汤加炒黑山栀、桔梗而愈。后因劳碌，头晕发热，吐痰不食，用补中益气加半夏、茯苓、天麻而痊。

——《校注妇人良方·卷六·众疾门·妇人心胸嘈杂方论第十六》

一妇人嘈杂吞酸，饮食少思，大便不实。此脾气虚寒而下陷，用补中益气汤加茯苓、半夏、炮姜渐愈，又常服人参理中丸则安。

——《校注妇人良方·卷六·众疾门·妇人心胸嘈杂方论第十六》

一妇人饮食无过碗许，非大便不实，必吞酸嗳腐，或用二陈、黄连，更加内热作呕。余谓东垣先生云，邪热不杀谷，此脾胃虚弱，末传寒中，以六君加炮姜、木香数剂，胃气渐复，饮食渐进。又以补中益气加炮姜、木香、茯苓、半夏数剂痊愈。后怒，饮食顿少，元气顿怯，更加发热，诚似实火，脉洪大而虚，两尺如无，用益气汤、八味丸两月余，诸症悉愈。

——《内科摘要·卷上·命门火衰不能生土等症五》

三、 泄泻

进士刘晔甫，停食腹痛泻黄，吐痰，服二陈、山栀、黄连、枳实之类，其症益甚，左关弦紧，右关弦长，乃肝木克脾土，用六君加木香治之而愈。若食已消而泄未已，宜用异功散以补脾胃，如不应，用补中益气升发阳气。凡泄利色黄，脾土亏损，真气下陷，必用前汤加木香、肉蔻温补，如不应，当补其母，宜八味丸。

——《内科摘要·卷上·脾肾亏损停食泄泻等症八》

一男子，清晨或五更吐痰，或有酸味，此是脾气虚弱，用六君送四神丸而愈。若脾气郁滞，用二陈加桔梗、山栀、送香连丸。若郁结伤脾，用归脾汤送香连丸。若胸膈不舒，归脾加柴胡、山栀送左金丸。若胃气虚，津液不能运化，用补中益气送左金丸。

——《内科摘要·卷上·脾肾亏损停食泄泻等症八》

愚按：前症（泻痢）若因足三阴亏损发热作渴，胸膈不利，饮食善消，面带阳色，脉洪而虚，肢体倦怠者，用补中益气汤、六味地黄丸。脾肺气虚，补中益气汤。

——《校注妇人良方·卷八·众疾门·妇人泻痢秘结方论第八》

四、 痢疾

崔司空，年逾六旬，患痢赤白，里急后重，此湿热壅滞，用芍药汤内加大黄二钱，一剂减半，又剂痊愈。惟急重未止，此脾气下陷，用补中益气送香连丸而愈。

——《内科摘要·卷上·脾胃亏损停食痢疾等症九》

罗给事，小腹急痛，大便欲去不去，此脾肾气虚而下陷也，用补中益气送八味丸，二剂而愈。此等症候，因痢药致损元气，肢体肿胀而殁者，不可枚举。

——《内科摘要·卷上·脾胃亏损停食痢疾等症九》

太常边华泉，呕吐不食，腹痛后重，自用大黄等药一剂，腹痛益甚，自汗发热，昏愦，脉大，余用参、术各一两，炙甘草、炮姜各三钱，升麻一钱，一盅而苏，又用补中益气加炮姜，二剂而愈。

——《内科摘要·卷上·脾胃亏损停食痢疾等症九》

通府薛允颛，下血服犀角地黄汤等药，其血愈多，形体消瘦，发热少食，里急后重，此脾气下陷，余用补中益气加炮姜，一剂而愈。

——《内科摘要·卷上·脾胃亏损停食痢疾等症九》

地官胡成甫之内，妊娠久痢，自用消导理气之剂，腹内重坠，胎气不安。又用阿胶、艾叶之类，不应。余曰：腹重坠下，元气虚也；胎动不安，内热盛也。遂用补中益气而安，又用六君子汤全愈。

——《校注妇人良方·卷十五·妊娠疾病门·妊娠下痢黄水方论第二》

一妇人患前症，饮食少思，胸腹膨胀，大便不实，所见之症，悉属虚寒假热。遂朝用补中益气汤加炮姜、木香，夕用六君子送四神丸，渐愈。又用八味丸料，煎送四神丸而痊。

——《校注妇人良方·卷八·众疾门·妇人痢后呕哕方论第十二》

五、疟疾

冬官朱省庵，停食感寒而患疟，自用清脾、截疟二药，食后腹胀，时或作痛，服二陈、黄连、枳实之类，小腹重坠，腿足浮肿，加白术、山楂，吐食未化。谓余曰：何也？余曰：食后胀痛，乃脾虚不能克化也；小腹重坠，乃脾虚不能升举也；腿足浮肿，乃脾虚不能营运也；吐食不消，乃脾胃虚寒无火也。治以补中益气加吴茱、炮姜、木香、肉桂，一剂诸症顿退，饮食顿加，不数剂而痊。

——《内科摘要·卷上·脾胃亏损疟疾寒热等症十》

大凡停食之症，宜用六君、枳实、厚朴。若食已消而不愈，用六君子汤。若内伤外感，用藿香正气散。若内伤多而外感少，用人参养胃汤。若劳伤元气兼外感，用补中益气加川芎。若劳伤元气兼停食，补中益气加神曲、陈皮。若气恼兼食，用六君加香附、山栀。若咽酸或食后口酸，当节饮食，病作时，大热躁渴，以姜汤乘热饮之，此截疟之良法也。每见发时，饮啖生冷物者，病或少愈，多致脾虚胃损，往往不治。大抵内伤饮食者必恶食，外感风寒者不恶食，审系劳伤元气，虽有百症，但用补中益气汤，其病自愈。其属外感者，主以补养，佐以解散，其邪自退。若外邪既退，即补中益气以实其表。若邪去而不实其表，或过用发表，亏损脾胃，皆致绵延难治。凡此不问阴阳日夜所发，皆宜补中益气，此不截之截也。

——《内科摘要·卷上·脾胃亏损疟疾寒热等症十》

大尹曹时用，患疟寒热，用止截之剂，反发热恶寒，饮食少思，神思甚倦，其脉或浮洪或微细，此阳气虚寒，余用补中益气，内参、芪、归、术各加三钱，甘草一钱五分，加炮姜、附子各一钱，一剂而寒热止，数剂而元气复。

——《内科摘要·卷上·脾胃亏损疟疾寒热等症十》

一上舍，每至夏秋，非停食作泻，必疟痢霍乱，遇劳吐痰，头眩体倦，发热恶寒，用四物、二陈、芩、连、枳实、山栀之类，患疟服止截之药，前症益甚，时或遍身如芒刺然。余以补中益气加茯苓、半夏，内参、芪各用三钱，归、术各二钱，十余剂少愈，若间断其药，诸病仍至，连服三十余剂痊愈。又服还少丹半载，形体充实。

——《内科摘要·卷上·脾胃亏损疟疾寒热等症十》

一妇人疟久不愈，发后口干倦甚，用七味白术散加麦门冬、五味，作大剂，煎与恣饮，再发稍可，乃用补中益气加茯苓、半夏，十余剂而愈。凡截疟余常以参、术各一两，生姜四两，煨熟煎服即止，或以大剂补中益气加煨姜尤效，生姜一味亦效。

——《内科摘要·卷上·脾胃亏损疟疾寒热等症十》

东洞庭马志卿疟后，形体骨立，发热恶寒，食少体倦，用补中益气，内参、芪、归、术各加三钱，甘草一钱五分，炮姜二钱，一剂而寒热止，数剂而元气复。

——《内科摘要·卷上·脾胃亏损疟疾寒热等症十》

一妇人，劳役停食，患疟，或用消导止截，饮食不思，体瘦腹胀，余以补中益气倍用参、芪、归、术、甘草，加茯苓、半夏各一钱五分，炮姜五钱，一剂顿安。又以前药炮姜用一钱，不数剂元气复而痊愈。

——《内科摘要·卷上·脾胃亏损疟疾寒热等症十》

一妊妇患疟已愈，但寒热少食，头痛，晡热内热。此脾虚血弱也，用补中益气汤加蔓荆子，头痛顿止，又用六君子汤加芎、归，饮食顿进，再用逍遥散加参、术而寒热愈。

——《校注妇人良方·卷十四·妊娠疾病门·妊娠疟疾方论第十》

六、 便秘

一儒者，大便素结，服搜风顺气丸后，胸膈不利，饮食善消，面带阳色，左关尺脉洪而虚。余曰：此足三阴虚也。彼恃知医，不信，乃服润肠丸，大便不实，肢体倦怠，余与补中益气、六味地黄汤，月余而验，年许而安。若脾肺气虚者，用补中益气汤。

——《内科摘要·卷下·脾肺肾亏损大便秘结等症十》

愚按：前症（大便不通）……肠胃气虚而不能传送，用补中益气加芍药、厚朴。

——《校注妇人良方·卷八·众疾门·妇人大便不通方论第六》

七、 痞满

延评张汝翰胸膈作痞，饮食难化，服枳术丸，久而形体消瘦，发热口干，脉浮大而微，用补中益气加姜、桂，诸症悉退。惟见脾胃虚寒，遂用八味丸补命门火，不月而饮食进，三月而形体充。此症若不用前丸，多变腹胀喘促，腿足浮肿，小便淋漓等症，急用济生加减肾气丸，亦有得生者。

——《内科摘要·卷上·命门火衰不能生土等症五》

第三节 肝系疾病

一、臌胀

大尹刘天锡，内有湿热，大便滑利，小便涩滞，服淡渗之剂，愈加滴沥，小腹、腿、膝皆肿，两眼胀痛，此肾虚热在下焦，淡渗导损阳气，阴无以化，遂用地黄、滋肾二丸，小便如故。更以补中益气加麦门、五味兼服而愈。

——《内科摘要·卷下·脾肾亏损小便不利肚腹膨胀等症三》

州同刘禹功，素不慎起居、七情，以致饮食不甘，胸膈不利，用消导顺气，肚腹痞满，吐痰气逆；用化痰降火，食少泄泻，小腹作胀；用分利降火，小便涩滞，气喘痰涌；服清气化痰丸，小便愈涩，大便愈泻，肚腹胀大，肚脐突出，不能寝卧，六脉微细，左寸虚甚，右寸短促，此命门火衰，脾肾虚寒之危症也。先用金匮加减肾气丸料内桂、附各一钱五分。二剂，下瘀秽甚多；又以补中益气送二神丸，二剂，诸症悉退五六；又用前药数剂，并附子之类，贴腰脐及涌泉穴，寸脉渐复而安。后因怒腹闷，惑于人言，服沉香化气丸，大便下血，诸症悉至。余曰：此阴络伤也。辞不治，果殁。

——《内科摘要·卷下·脾肾亏损小便不利肚腹膨胀等症三》

一富商，饮食起居失宜，大便干结，常服润肠等丸，后胸腹不利，饮食不甘，口干体倦，发热吐痰，服二陈、黄连之类，前症益甚，小便滴沥，大便泄泻，腹胀少食，服五苓、瞿麦之类，小便不通，体肿喘嗽，用金匮肾气丸、补中益气汤而愈。

——《内科摘要·卷下·脾肾亏损小便不利肚腹膨胀等症三》

一儒者，失于调养，饮食难化，胸膈不利。或用行气消导药，咳嗽喘促；服行气化痰药，肚腹渐胀；服气分利药，睡卧不能，两足浮肿，小便不利，大便不实，脉浮大，按之微细，两寸皆短。此脾肾亏损，朝用补中益气加姜、附，夕用金匮肾气加骨脂、肉果，各数剂，诸症渐愈，再佐以八味丸，两月乃能步履，却服补中、八味，半载而康。

——《内科摘要·卷下·脾肾亏损小便不利肚腹膨胀等症三》

一男子，素不善调摄，唾痰口干，饮食不美。服化痰行气之剂，肚腹膨胀，二便不利；服分气利水之剂，腹大胁痛，睡卧不得。服破血消导之剂，两足皆肿。脉浮大不及于寸口。朝用金匮加减肾气丸，夕用补中益气汤煎送前丸，月余诸症渐退，饮食渐进，再用八味丸、补中汤，月余自能转侧，又两月而能步履，却服大补汤、还少丹，又半载而康。后稍失调理，其腹仍胀，服前药即愈。

——《内科摘要·卷下·脾肾亏损小便不利肚腹膨胀等症三》

大方世家湖乡，离群索居，山妻赵氏，忽婴痰热，治者多以寒凉，偶得小愈，三四年余，屡进屡退，于是元气消烁，庚子夏，遍身浮肿，手足麻冷，日夜咳嗽，烦躁引饮，小水不利，大肉尽去，势将危殆。幸遇先生诊之，脉洪大而无伦，按之如无，此虚热无火，法当壮火之源，以生脾土，与金匮肾气丸料服之，顿觉小水溃决如泉，俾日服前丸，及大补之药，二十余剂而愈，三四年间平康无恙。迄今甲辰仲春，悲哀动中，前症复作，体如焚燎，口肉尽腐，胸腹肿满，食不下咽者四日，夫妇相顾，束手待毙而已。又承先生视之，投以八味丸二服，神思清爽，服金匮肾气丸料加参、芪、归、术，未竟夕而胸次渐舒，陟然思食，不三日而病去五六矣，嗣后日用前二丸，间服，逾月而起。至秋初，复患痢，又服金匮肾气丸料加参、芪、归、术、黄连、吴茱、木香，痢遂止，但觉后重，又用补中益气加木香、黄连、吴茱、五味，数剂而愈。

——《内科摘要·卷下·脾肾亏损小便不利肚腹膨胀等症三》

二、眩晕

孙都宪，形体丰厚，劳神善怒，面带阳色，口渴吐痰，或头目眩晕，或热从腹起，左三脉洪而有力，右三脉洪而无力，余谓足三阴亏损，用补中益气加麦门、五味及加减八味丸而愈。

——《内科摘要·卷下·脾肾亏损头眩痰气等症一》

昌平守王天成，头晕恶寒，形体倦怠，得食稍愈，劳而益甚，寸关脉浮大，此脾肺虚弱，用补中益气加蔓荆子而愈。后因劳役，发热恶寒，谵言不寐，得食稍安，用补中益气汤而痊。

——《内科摘要·卷下·脾肾亏损头眩痰气等症一》

先兄，体貌丰伟，唾痰甚多，脉洪有力，殊不耐劳，遇风头晕欲仆，口舌破裂，或至赤烂，误食姜蒜少许，口疮益甚，服八味丸及补中益气加附子钱许即愈。停药月余，诸症仍作，此命门虚火不归源也。

——《内科摘要·卷下·脾肾亏损头眩痰气等症一》

一妇人素头晕，不时而作，月经迟而少，此中气虚弱，不能上升而头晕，不能下化而经少，用补中益气汤而愈。后因劳仆地，月经如涌，此劳伤火动，用前汤加五味子，一剂而愈。前症虽云气无所附，实因脾气亏损耳。

——《校注妇人良方·卷四·众疾门·妇人虚风头目眩晕方论第四》

三、 中风

愚按：中风者，即《内经》所谓偏枯、风痱、风懿、风痹是也，而有中腑、中脏、中血脉之分焉。夫中腑者为在表，中脏者为在里，中血脉者为在中。在表者宜微汗，在里者宜微下，在中者宜调荣。中腑者多著四肢，如手足拘急不仁，恶风寒……劳伤者，过于劳役，耗损元气，脾胃虚衰，不任风寒，故昏冒也，用补中益气汤。

——《校注妇人良方·卷三·众疾门·妇人中风诸症方论第一》

大参朱云溪母，于九月内忽仆地痰昧，不省人事，唇口㖞斜，左目紧小，或用痰血之剂，其势稍缓。至次年四月初，其病复作，仍用前药，势亦渐缓。至六月终，病乃大作，小便自遗，或谓风中于脏，以为不治。余诊之，左关弦洪而数，此属肝火血燥也。遂用六味丸加五味、麦门、芍、归，一剂而饮食顿进，小便顿调。随用补中益气加茯苓、山栀、钩藤、丹皮而安。至十月，复以伤食，腹痛作泻，左目仍小，两关尺脉弦洪鼓指，余以六君加木香、吴茱、升麻、柴胡，一剂而痛泻俱缓。复以六君加肉果、故纸一剂，诸脉顿平，痛泻俱止。余谓：左关弦洪，由肝火血燥，故左目紧小；右关弦洪，由肝邪乘脾，故唇口㖞斜；腹痛作泻，二尺鼓指，由元气下陷。设以目紧口㖞，误作风中，投以风药；以腹痛泄泻，误作积滞，投以峻剂，复耗元气，为害甚矣。后以阳虚恶寒，围火过热，致痰喘，误服寒剂而卒。

——《校注妇人良方·卷三·众疾门·妇人中风诸症方论第一》

一产妇勤于女工，忽仆地，牙关紧急，痰喘气粗，四肢不遂，此气血虚而发痉。朝用补中益气汤加茯苓、半夏，夕用八珍汤加半夏，各三十余剂，不应。此气血之未复，药之未及也。仍用前二汤，又五十余剂寻愈。

——《校注妇人良方·卷三·众疾门·妇人中风诸症方论第一》

一妇人元气素虚，劳则体麻发热，痰气上攻，或用乌药顺气散、祛风化痰丸之类，肢体痿软，痰涎自出，面色萎黄，形体倦怠，而脾肺二脉虚甚，此气虚而类风。朝用补中益气汤，夕用十全大补汤渐愈。又用加味归脾汤调理，寻愈。

——《校注妇人良方·卷三·众疾门·妇人中风诸症方论第一》

一妇人素性急，患肝风之症，常服搜风顺气丸、秦艽汤之类。后大怒吐血，唇口牵紧，小便频数，或时自遗。余以为肝火旺而血妄行，遂用小柴胡汤加山栀、牡丹皮，渐愈。五年之后，又大怒吐血，误服降火祛风化痰之剂，大便频数，胸满少食。用清气化痰之剂，呕而不食，头晕口干，不时吐痰。用导痰降火之类，痰出如涌，四肢常冷。余曰：呕而不食，胃气虚弱也。头晕口干，中气不能上升也。痰出如涌，脾气不能摄涎也。四肢逆冷，脾气不能运行也。用补中益气加茯苓、半夏治之，诸症渐愈。又用加味归脾汤，兼服而安。

——《校注妇人良方·卷三·众疾门·妇人中风诸症方论第一》

一妇人脾胃虚弱，忽痰壅塞气喘，头摇目札，手扬足掷，难以候脉。视其面，黄中见青。此肝木乘脾土，用六君加柴胡、升麻治之而苏，更以补中益气加半夏、茯苓而痊。

——《校注妇人良方·卷三·众疾门·妇人中风角弓反张方论第二》

古方续命、排风、越婢等汤，皆用麻黄，取其发汗而散风邪也……愚按：若兼盗汗，用补中益气汤送六味丸。

——《校注妇人良方·卷三·众疾门·妇人中风自汗方论第六》

一男子素勤苦早行，遍身发疙瘩，口噤目直，脉弦紧，此劳伤气血，内热外邪所搏也，用补中益气加山栀、羌活、川芎而瘥。半载后，遍身作痒，搔破成疮，发热作渴，脉洪大而虚。复以补中益气汤加芍药、麦门、熟地、天麻而愈。

——《外科枢要·卷三·论发痉》

一儒者善怒，患瘰疬，复因大怒跳跃，忽仆地，两臂抽搐，唇口斜，左目紧小，此肝火血虚，内热生风。用八珍汤加牡丹皮、钩藤、山栀而愈。次年春，前病复作，兼小便自遗，左关弦洪而数。余以为肝火血燥，用六味丸加钩藤、五味、麦门、芎、归，治之渐愈；又用补中益气加山栀、钩藤、牡丹皮而安。

——《外科枢要·卷三·论发痉》

一妇人久患流注，脾胃虚弱，忽痰壅气喘，头摇目札，手扬足掷，难以候脉。视其面，黄中见青，此肝木乘脾土也。用六君加柴胡、升麻，治之而苏。更以补中益气加半夏、茯苓而安。

——《外科枢要·卷三·论发痉》

第四节　肾系疾病

一、尿频、淋证

大司徒许函谷，在南银台时，因劳发热，小便自遗，或时不利，余作肝火阴挺不能约制，午前用补中益气加山药、黄柏、知母，午后服地黄丸，月余诸症悉退。此症若服燥剂而频数或不利，用四物、麦门、五味、甘草。若数而黄，用四物加山茱、黄柏、知母、五味、麦门。若肺虚而短少，用补中益气加山药、麦门。

——《内科摘要·卷下·脾肺肾亏损小便自遗淋涩等症六》

司马李梧山，茎中作痛，小便如淋，口干唾痰，此思色精降而内败，用补中益气、六味地黄而愈。

—— 《内科摘要·卷下·脾肺肾亏损小便自遗淋涩等症六》

考功杨村庵，口舌干燥，小便频数，此膀胱阳燥阴虚，先用滋肾丸以补阴，而小便愈，再用补中益气、六味地黄以补肺肾而安。若汗多而小便短少，或体不禁寒，乃脾肺气虚也。

—— 《内科摘要·卷下·脾肺肾亏损小便自遗淋涩等症六》

司空何燕泉，小便赤短，体倦食少，缺盆作痛，此脾肺虚弱，不能生肾水，当滋化源，用补中益气、六味丸加五味而安。

—— 《内科摘要·卷下·脾肺肾亏损小便自遗淋涩等症六》

一儒者，发热无时，饮水不绝，每登厕小便涩痛，大便牵痛，此精竭复耗所致，用六味丸加五味子及补中益气，喜其谨守得愈。若肢体畏寒，喜热饮食，用八味丸。

—— 《内科摘要·卷下·脾肺肾亏损小便自遗淋涩等症六》

儒者杨文魁，痢后，两足浮肿，胸腹胀满，小便短少，用分利之剂，遍身肿兼气喘。余曰：两足浮肿，脾气下陷也；胸腹胀满，脾虚作痞也；小便短少，肺不能生肾也；身肿气喘，脾不能生肺也。用补中益气汤加附子而愈。半载后因饮食劳倦，两目浮肿，小便短少，仍服前药顿愈。

—— 《内科摘要·卷下·脾肺肾亏损小便自遗淋涩等症六》

甲戌年七月，余奉侍武庙汤药，劳役过甚，饮食失节，复兼怒气。次年春茎中作痒，时出白津，时或痛甚，急以手紧捻才止，此肝脾之气虚也，服地黄丸及补中益气加黄柏、柴胡、山栀、茯苓、木通而愈。至丁酉九月，又因劳役，小便淋沥，茎痒窍痛，仍服前汤加木通、茯苓、胆草、泽泻及地黄丸而愈。

—— 《内科摘要·卷下·脾肺肾亏损小便自遗淋涩等症六》

妊娠小便淋者，乃肾与膀胱虚热，不能制水。然妊娠胞系于肾，肾间虚热而成斯症，甚者心烦闷乱，名曰子淋也。愚按：……若肺气虚而短少，用补中益气加山药、麦门。

—— 《校注妇人良方·卷十五·妊娠疾病门·妊娠子淋方论第五》

妇人淋沥，由肾虚而膀胱热也。盖膀胱与肾为表里，主于水，行于胕者，为小便也。若肾虚则小便频数，膀胱热则小便淋沥，甚则不通，腹胀喘急，当速治之。愚按：……若脾肺虚热，用补中益气汤加山药、五味、麦冬。

——《校注妇人良方·卷八·众疾门·妇人小便淋沥不通方论第一》

小便乃肾与膀胱主之，盖肾气通于阴，若二经虚而热乘之，则小便涩滞，虚则频数也。愚按：……肝脾肺气虚，补中益气加麦门、五味。

——《校注妇人良方·卷八·众疾门·妇人小便数方论第三》

二、 遗精、遗尿

少宰汪涵斋，头晕，白浊，余用补中益气加茯苓、半夏，愈而复患腰痛，用山药、山茱、五味、萆薢、远志顿愈。又因劳心，盗汗，白浊，以归脾汤加五味而愈。后不时眩晕，用八味丸全愈。

——《内科摘要·卷下·脾肺肾亏损遗精吐血便血等症八》

南银台许函谷，因劳发热作渴，小便自遗，或时闭涩，余作肝火血虚，阴挺不能约制，午前用补中益气加山药、山茱，午后服地黄丸，月余诸症悉退。

——《内科摘要·卷下·脾肺肾亏损遗精吐血便血等症八》

司厅陈石镜，久患白浊，发热体倦，用补中益气加炮姜四剂，白浊稍止，再用六味地黄丸兼服，诸症悉愈。

——《内科摘要·卷下·脾肺肾亏损遗精吐血便血等症八》

朱工部，劳则遗精，齿牙即痛，用补中益气加半夏、茯苓、芍药，并六味地黄丸渐愈，更以十全大补加麦门、五味而痊。

——《内科摘要·卷下·脾肺肾亏损遗精吐血便血等症八》

一男子，白浊梦遗，口干作渴，大便闭涩，午后热甚，用补中益气加芍药、玄参，并加减八味丸而愈。

——《内科摘要·卷下·脾肺肾亏损遗精吐血便血等症八》

一儒者，因饮食劳役及恼怒，眉发脱落，余以为劳伤精血，阴火上炎所致，用补中益气加麦门、五味，及六味地黄丸加五味，眉发顿生如故。

——《内科摘要·卷下·脾肺肾亏损遗精吐血便血等症八》

妊娠尿出不知……愚按：……若脾肺气虚，宜用补中益气汤加益智。

——《校注妇人良方·卷十五·妊娠疾病门·妊娠遗尿方论第六》

经云：膀胱不利为癃，不约为遗溺……愚按：……若脾气虚弱，不能禁止，用补中益气汤加山药、山茱、五味。

——《校注妇人良方·卷八·众疾门·妇人遗尿失禁方论第四》

一老妇患前症，恶寒体倦，四肢逆冷。余以为阳气虚，先用补中益气加附子三剂，不应。遂以参附汤四剂稍应，仍以前药而安。附子计用四枚，人参三斤许。

——《校注妇人良方·卷八·众疾门·妇人遗尿失禁方论第四》

一妇人病愈后，小便出屎。此阴阳失于传送，名大小肠交也。先用五苓散二剂而愈，又用补中益气而安。

——《校注妇人良方·卷八·众疾门·妇人遗尿失禁方论第四》

三、耳鸣

一妇人因劳耳鸣，头痛体倦，用补中益气加麦门、五味而痊。三年后得子，因饮食劳倦，前症益甚，月经不调，晡热内热，自汗盗汗，用六味地黄丸、补中益气汤顿愈。经云：头痛耳鸣，九窍不利，肠胃之所生也。故脾胃一虚，耳目九窍皆为之病。

——《校注妇人良方·卷四·众疾门·妇人血风头痛方论第五》

四、腰痛

一妇人腰痛三年矣，每痛必面青，头晕目紧，余以为肝脾气虚，用补肝散而愈。三年后，因劳役，患头痛兼恶心，用补中益气汤加茯苓、半夏、蔓荆子而愈。

——《校注妇人良方·卷四·众疾门·妇人腰痛方论第七》

肾主于腰脚，女人胞络系焉。若劳伤肾气，风冷客于脉络，故腰脚作痛也。治当补元气为主，佐以祛邪之剂。愚按：……若元气虚弱，脾胃弱，寒热呕吐，发热头痛，喘渴体倦等症，宜用补中益气汤。

——《校注妇人良方·卷四·众疾门·妇人腰脚疼痛方论第八》

一妇人患前症，寒热头痛，殊类伤寒。此寒邪之症，用槟苏败毒散而安，又用补中益气调补而愈。

——《校注妇人良方·卷四·众疾门·妇人腰脚疼痛方论第八》

第五节　心系疾病

一、心悸怔忡

文学归云桥内，月事不及期，忽崩血昏愦，发热不寐。或谓血热妄行，投以寒剂，益甚。或谓胎成受伤，投以止血，亦不效。余曰：此脾气虚弱，无以统摄故耳，法当补脾而血自止。用补中益气加炮姜，不数剂而效。惟终夜少寐惊悸，别服八物汤，不效。余曰：杂矣。乃与归脾汤加炮姜以补心脾，遂如初。

——《校注妇人良方·卷三·众疾门·妇人怔忡惊悸方论第十二》

一妇人患惊悸怔忡，日晡发热，月经过期，饮食少思，用八珍汤加远志、山药、酸枣仁，三十余剂渐愈，佐以归脾汤全愈。后因劳发热，食少体倦，用补中益气汤。又因怒，适月经去血不止，前症复作，先以加味逍遥散，热退经止，又用养心汤治之而痊。

——《校注妇人良方·卷三·众疾门·妇人怔忡惊悸方论第十二》

二、失眠

窃谓前症（失血心神不安）……若脾肺虚弱，气血不足，用补中益气汤、六君子汤。

——《校注妇人良方·卷三·众疾门·妇人失血心神不安方论第十三》

三、胸痛

陈湖陆小村母，久患心腹疼痛，每作必胸满呕吐，手足俱冷，面赤唇麻，咽干舌燥，寒热不时，月余竟夕不安，其脉洪大，众以痰火治之，屡止屡作。追乙巳春，发频而甚，仍用前药反剧。此寒凉损真之故，内真寒而外假热也。且脉息洪弦而有怪状，乃脾气亏损，肝木乘之而然，当温补胃气。遂用补中益气汤加半夏、茯苓、吴茱萸、木香，一服熟寐彻晓，洪脉顿敛，怪脉顿除，诸症释然。

——《校注妇人良方·卷七·众疾门·妇人血气心腹疼痛方论第十五》

第六节　气血精津液疾病

一、血证

一童子，年十四，发热吐血，余谓宜补中益气以滋化源。不信，用寒凉降火，愈甚。始谓余曰：童子未室，何肾虚之有？参、芪补气，奚为用之？余述丹溪先生云：肾主闭藏，肝主疏泄，二脏俱有相火，而其系上属于心，心为君火，为物所感则易动于心，心动则相火翕然而随，虽不交会，其精亦暗耗矣。又《精血篇》云：男子精未满而御女以通其精，则五脏有不满之处，异日有难状之疾。遂用补中益气及地黄丸而瘥。

——《内科摘要·卷下·脾肺肾亏损遗精吐血便血等症八》

一男子，咳嗽吐血，热渴痰盛，盗汗遗精，用地黄丸料加麦门、五味治之而愈。后因劳怒，忽吐紫血块，先用花蕊石散，又用独参汤渐愈。后劳则吐血一二口，脾肺肾三脉皆洪数，用补中益气、六味地黄而痊愈。

——《内科摘要·卷下·脾肺肾亏损遗精吐血便血等症八》

辛丑夏，余在嘉兴屠内翰第，遇星士张东谷谈命时，出中庭吐血一二口，云：久有此症，遇劳即作。余意此劳伤肺气，其血必散，视之果然，与补中益气加麦门、五味、山药、熟地、茯神、远志，服之而愈。翌早请见，云：每服四物、黄连、山栀之类，血益多而倦益甚，今得公一匕，吐血顿止，神思如故，何也？余曰：脾统血，肺主气，此劳伤脾肺，致血妄行，故用前药健脾肺之气，而嘘血归源耳！

——《内科摘要·卷下·脾肺肾亏损遗精吐血便血等症八》

妇人小便尿血，或因膏粱炙煿，或因醉饱入房，或因饮食劳役，或因六淫七情，以致元气亏损，不能统摄归源……凡久而亏损元气者，用补中益气为主。

——《女科撮要·卷上·小便出血》

一妇人尿血，因怒气寒热，或头痛，或胁胀，用加味逍遥，诸症稍愈。惟头痛，此阳气虚，用补中益气加蔓荆子而痊。后郁怒，小腹内疗痛，次日尿血热甚，仍用前散加龙胆草并归脾汤，将愈，因饮食所伤，血仍作，彻夜不寐，心忡不宁，此脾血尚虚，用前汤而痊。

——《女科撮要·卷上·小便出血》

一妇人尿血，久用寒凉止血药，面色萎黄，肢体倦怠，饮食不甘，晡热作渴三年矣。此前药复伤脾胃，元气下陷而不能摄血也。盖病久郁结伤脾，用补中益气以补元气，用归脾汤以解脾郁，使血归经，更用加味逍遥以调养肝血，不月诸症渐愈，三月而痊。

——《女科撮要·卷上·小便出血》

一妇人素勤苦，因丧子，饮食少思，忽吐血甚多而自止，此后每劳则吐数口，瘵症已具，形体甚倦。午前以补中益气，午后以归脾汤送地黄丸而愈。

——《校注妇人良方·卷五·众疾门·妇人劳瘵各症方论第一》

一妇人因劳衄血，服凉血之剂，更致便血。或以血下为顺，仍用治血。余曰：此因脾气下陷而血从之，当升补脾气，庶使血归其经。不信，果血益甚。余朝用补中益气汤，夕用加味归脾汤而愈。此症用寒凉止血，不补脾肺而死者多矣。

——《校注妇人良方·卷七·众疾门·妇人鼻血方论第五》

一妇人为哭母，吐血咳嗽，发热盗汗，经水不行。此悲伤肺，思伤脾。朝服补中益气加桔梗、贝母、知母，夕用归脾汤送六味丸而愈。

——《校注妇人良方·卷七·众疾门·妇人吐血方论第六》

心主于血，通行经络，循环脏腑。若得寒则凝涩，得热则妄行，失其常道则溢渗于脬，则小便出血也。愚按：前症……胃气不能摄血者，补中益气汤。

——《校注妇人良方·卷八·众疾门·妇人小便出血方论第五》

一妇人尿血，因怒寒热，或头疼或胁胀。此脾血虚而肝火盛，用加味逍遥散而胁胀止，补中益气加蔓荆子而头痛痊。后郁怒腹痛尿血，仍用前散加龙胆草，并归脾汤治之。将愈，又因饮食所伤，复作心忡不宁，彻夜不寐，仍用前汤而痊。

——《校注妇人良方·卷八·众疾门·妇人小便出血方论第五》

一妇人尿血，面黄体倦，饮食不甘，晡热作渴。此脾胃气虚，不能摄血归经，用补中益气以补胃气，用归脾汤以解郁结，更用加味逍遥散以调养肝血而痊。

——《校注妇人良方·卷八·众疾门·妇人小便出血方论第五》

一妇人小便出血，服四物、蒲黄之类，更加发热吐痰，加芩、连之类又饮食少思，虚症蜂起，肝脉弦而数，脾脉弦而缓。此因肝经风热，为沉阴之剂，脾伤不能统摄其血，发生诸脏而然也。予用补中益气汤、六味地黄丸而痊。

——《校注妇人良方·卷八·众疾门·妇人小便出血方论第五》

一妇人下血不已，面色萎黄，四肢畏冷。此中气下陷，用补中益气汤送四神丸，数服而愈。

——《校注妇人良方·卷八·众疾门·妇人大便下血方论第十三》

一妇人因怒胸痞，饮食少思，服消导利气之药，痰喘胸满，大便下血。余用补中益气加茯苓、半夏、炮姜四剂，诸症顿愈，又用八珍加柴胡、炒栀全愈。

——《校注妇人良方·卷八·众疾门·妇人大便下血方论第十三》

二、虚劳

1. 气虚

州判蒋大用形体魁伟，中满吐痰，劳则头晕，所服皆清痰理气。余曰：中满者，脾气亏损也；痰盛者，脾气不能运也；头晕者；脾气不能升也；指麻者，脾气不能周也。遂以补中益气加茯苓、半夏以补脾土，用八味、地黄以补土母而愈。

——《内科摘要·卷上·元气亏损内伤外感等症一》

一男子卒中，口眼㖞斜，不能言语，遇风寒四肢拘急，脉浮而紧。此手足阳明经虚，风寒所乘，用秦艽升麻汤治之，稍愈，乃以补中益气加山栀而痊。

——《内科摘要·卷上·元气亏损内伤外感等症一》

大尹刘孟春素有痰，两臂作麻，两目流泪，服祛风化痰药，痰愈甚，臂反痛不能伸，手指俱挛。余曰：麻属气虚，因前药而复伤肝，火盛而筋挛耳。况风自火出，当补脾肺，滋肾水，则风自息，热自退，痰自清。遂用六味地黄丸、补中益气汤，不三月而痊。

——《内科摘要·卷上·元气亏损内伤外感等症一》

一儒者，素勤苦，恶风寒，鼻流清涕，寒禁嚏喷。余曰：此脾肺气虚，不能实腠理。彼不信，服祛风之药，肢体麻倦，痰涎自出，殊类中风。余曰：此因风剂耗散元气，阴火乘其土位，遂以补中益气加麦门、五味，治之而愈。

——《内科摘要·卷上·元气亏损内伤外感等症一》

外舅年六十余，素善饮，两臂作痛，恪服祛风治痿之药，更加麻木，发热，体软痰涌，腿膝拘痛，口噤语涩，头目晕重，口角流涎，身如虫行，搔起白屑，始信。谓余曰：何也？余曰：臂麻体软，脾无用也；痰涎自出，脾不能摄也；口斜语涩，脾气伤也；头目晕重，脾气不能升也；痒起白屑，脾气不能营也。遂用补中益气加神曲、半夏、茯苓三十余剂，诸症悉退，又用参术煎膏治之而愈。

——《内科摘要·卷上·元气亏损内伤外感等症一》

秀才刘允功形体魁伟，不慎酒色，因劳怒头晕仆地，痰涎上涌，手足麻痹，口干引饮，六脉洪数而虚。余以为肾经亏损，不能纳气归源而头晕；不能摄水归源而为痰，阳气虚弱而麻痹，虚火上炎而作渴，用补中益气合六味丸料治之而愈。其后或劳役或入房，其病即作，用前药随愈。

——《内科摘要·卷上·元气亏损内伤外感等症一》

宪幕顾斐斋饮食起居失宜，或半身并手不遂，汗出神昏，痰涎上涌。王竹西用参芪大补之剂，汗止而神思渐清，颇能步履。后不守禁，左腿自膝至足肿胀甚大，重坠如石，痛不能忍，其痰甚多，肝脾肾脉洪大而数，重按则软涩，余朝用补中益气加黄柏、知母、麦门、五味煎送地黄丸，晚用地黄丸加黄柏、知母数剂诸症悉退。但自驰禁，不能痊愈耳。

——《内科摘要·卷上·元气亏损内伤外感等症一》

庠生陈时用素勤苦，因劳怒口斜痰盛，脉滑数而虚，此劳伤中气，怒动肝火，用补中益气加山栀、茯苓、半夏、桔梗，数剂而愈。

——《内科摘要·卷上·元气亏损内伤外感等症一》

锦衣杨永兴，形体丰厚，筋骨软痛，痰盛作渴，喜饮冷水，或用愈风汤、天麻丸等药，痰热益甚，服牛黄清心丸，更加肢体麻痹。余以为脾肾俱虚，用补中益气汤、加减八味丸，三月余而痊。已后连生七子，寿逾七旬。

——《内科摘要·卷上·元气亏损内伤外感等症一》

一妇人因怒吐痰，胸满作痛，服四物、二陈、芩、连、枳壳之类，不应，更加祛风之剂，半身不遂，筋渐挛缩，四肢痿软，日晡益甚，内热口干，形体倦怠。余以为郁怒伤脾肝，气血复损而然。遂用逍遥散、补中益气汤、六味地黄丸调治，喜其谨疾，年余悉愈，形体康健。

——《内科摘要·卷上·元气亏损内伤外感等症一》

一妇人脾胃虚弱，饮食素少，忽痰涌气喘，头摇目扎，手扬足掷，难以候脉，视其面色，黄中见青。此肝木乘脾土，用六君加柴胡、升麻治之而苏，更以补中益气加半夏调理而痊。

——《内科摘要·卷上·元气亏损内伤外感等症一》

一男子善饮，舌本强硬，语言不清。余曰：此脾虚湿热，当用补中益气加神曲、麦芽、干葛、泽泻治之。

——《内科摘要·卷上·元气亏损内伤外感等症一》

一妇人腿足无力，劳则倦怠。余曰：四肢者土也，此属脾虚，当用补中益气及还少丹主之。俱不从余言，各执搜风、天麻二丸并愈风丹而殒。

——《内科摘要·卷上·元气亏损内伤外感等症一》

2. 饮食劳倦伤元气

大尹徐克明因饮食失宜，日晡发热，口干体倦，小便赤涩，两腿酸痛，余用补中益气汤治之。彼知医，自用四物、黄柏、知母之剂，反头眩目赤，耳鸣唇燥，寒热痰涌，大便热痛，小便赤涩。又用四物、芩、连、枳实之类，胸膈痞满，饮食少思，汗出如水；再用二陈、芩、连、黄柏、知母、麦冬、五味，言语谵妄，两手举拂。屡治反甚，复求余，用参、芪各五钱，归、术各三钱。远志、茯神、酸枣仁、炙草各一钱，服之熟睡良久，四剂稍安。又用八珍汤调补而愈。夫阴虚乃脾虚也，脾为至阴，因脾虚而致前症。盖脾禀于胃，故用甘温之剂以生发胃中元气，而除大热，胡乃反用苦寒，复伤脾血耶。若前症果属肾经阴虚，亦因肾经阳虚不能生阴而。经云：无阳则阴无以生，无阴则阳无以化。又云：虚则补其母，当用补中益气、六味地黄以补其母，尤不宜用苦寒之药。世以脾虚误为肾虚，辄用黄柏、知母之类，反伤胃中生气，害人多矣。大凡足三阴虚，多因饮食劳役，以致肾不能生肝，肝不能生火而害脾土不能滋化，但补脾土，则金旺水生，木得平而自相生矣。

——《内科摘要·卷上·饮食劳倦亏损元气等症二》

一男子每遇劳役，食少胸痞，发热头痛，吐痰作渴，脉浮大。余曰：此脾胃血虚病也，脾属土，为至阴而生血，故曰阴虚。彼不信，服二陈、黄连、枳实、厚朴之类，诸症益甚；又服四物、黄柏、知母、麦门，更腹痛作呕，脉洪数而无伦次，余先用六君加炮姜，痛呕渐愈；又用补中益气痊愈。

——《内科摘要·卷上·饮食劳倦亏损元气等症二》

秀才刘贯卿劳役失宜，饮食失节，肢体倦怠，发热作渴，头痛恶寒，误用人参败毒散，痰喘昏愦，扬手掷足，胸间发斑，如蚊所呐。余用补中益气加姜、桂、麦门、五味，补之而愈。

——《内科摘要·卷上·饮食劳倦亏损元气等症二》

黄武选饮食劳倦，发热恶寒，或用解表之药益甚，再剂昏愦，胸发黑斑，脉洪数而无力，余欲用补中益气之剂，不从而殁。

——《内科摘要·卷上·饮食劳倦亏损元气等症二》

一儒者，素勤苦，因饮食失节，大便下血，或赤或黯，差半载之后，非便血则盗汗，非恶寒则发热，血汗二药用之无效，六脉浮大，心脾则涩。此思伤心脾，不能摄血归源。然血即汗，汗即血。其色赤黯，便血盗汗，皆火之升降微甚耳；恶寒发热，气血俱虚也，乃午前用补中益气以补脾肺之源，举下陷之气，午后用归脾加麦门、五味以补心脾之血，收耗散之液，不两月而诸症悉愈。

——《内科摘要·卷上·饮食劳倦亏损元气等症二》

一儒者，日晡两目紧涩，不能瞻视，此元气下陷，用补中益气倍加参芪，数剂痊愈。

——《内科摘要·卷上·饮食劳倦亏损元气等症二》

一男子患症同前，服黄柏、知母之类，目疾益甚，更加便血。此脾气虚不能统血，肝气虚不能藏血，用补中益气、六味地黄以补肝脾生肾水，诸症渐愈。

——《内科摘要·卷上·饮食劳倦亏损元气等症二》

一男子饮食劳倦而发寒热，右手麻木，或误以为疔毒，敷服皆寒凉败毒，肿胀重坠，面色萎黄，肢体倦怠，六脉浮大，按之如无。此脾胃之气虚也。询之果是销阴匠，因热手入水梅银寒凝隧道，前药益伤元气故耳。遂用补中益气汤及温和之药煎汤，渍手而愈。

——《内科摘要·卷上·饮食劳倦亏损元气等症二》

余素性爱坐观念书，久则倦怠，必服补中益气加麦门、五味、酒炒黑黄柏少许，方觉精神清妥，否则夜间少寐，足内酸热，若再良久不寐，腿内亦然，且兼腿内筋似有抽筋缩意，致两腿左右频移，展转不安，必至倦极方寐，此劳伤元气，阴火乘虚下注。丁酉五十一岁，齿缝中如有物塞，作胀不安，甚者口舌有如疮然，日晡益甚，若睡良久，或服前药始安。至辛丑时五十有五，昼间齿缝中作胀，服补中益气一剂，夜间得寐。至壬寅有内艰之变，日间虽服前剂，夜间齿缝亦胀，每至午前诸齿并肢体方得稍健，午后仍胀。观此可知，血气日衰，治法不同。

——《内科摘要·卷上·饮食劳倦亏损元气等症二》

儒者章立之，左股作痛，用清热渗湿之药，色赤肿胀，痛连腰胁，腿足无力。余以为足三阴虚，用补中益气、六味地黄，两月余元气渐复，诸症渐退，喜其慎疾，年许而痊。

——《内科摘要·卷下·肝脾肾亏损下部疮肿等症九》

一男子，素遗精，足跟作痛，口干作渴，大便干燥，午后热甚，用补中益气加芍药、玄参及六味丸而愈。

——《内科摘要·卷下·肝脾肾亏损下部疮肿等症九》

愚按：经云：胃乃脾之刚，脾乃胃之柔。伤胃则脾无所禀受，伤脾则不能为胃运化。是以脾胃为之表里，藉饮食以滋养百脉者也……劳役所伤，补中益气汤。

——《校注妇人良方·卷六·众疾门·妇人血风攻脾不食方论第七》

一妇人停食饱闷，或用人参养胃汤、木香槟榔丸，而泄泻吐痰，腹中成块。又与二陈、黄连、厚朴，反加腹胀不食。余以为脾胃气虚，不能消磨，用补中益气加茯苓、半夏，五十余剂，脾胃健而诸症痊。

——《校注妇人良方·卷六·众疾门·妇人血风攻脾不食方论第七》

一妇人饮食每用碗许，若稍加，非大便不实，必吞酸嗳腐。或用二陈、黄连、枳实，反加内热作呕。余曰：此本虚寒中。不信，仍作火治，虚症悉至，月经不止。余用六君加炮姜、木香数剂，诸症渐退。又以补中益气加炮姜、木香、茯苓、半夏，数剂全愈。后因饮食劳倦，兼以怒气，饮食顿少，元气顿怯，仍用前药，更加发热，脉洪大，按之而虚，两尺如无。此命门火衰，用补中益气加姜、桂及八味丸兼服，两月余，诸症寻愈。此症若因中气虚弱，用人参理中汤，或六君子加木香、炮姜，不应，用左金丸或越鞠丸。虚寒，加附子理中汤。无有不愈。

——《校注妇人良方·卷六·众疾门·妇人血风攻脾不食方论第七》

一妇人胸满少食，或腹胀吞酸，或经候不调，此中气虚而不能施化也，用补中益气加砂仁、香附、煨姜而饮食进，更以六君、芎、归、贝母、桔梗而经自调。

一妇人，年三十余，忽不进食，日饮清茶、水果，三年余矣。余谓脾气郁结，用归脾汤加吴茱萸四剂，遂饮食如常。若人脾肾虚而不饮食，当以四神丸治之。

——《校注妇人良方·卷六·众疾门·妇人血风攻脾不食方论第七》

3. 阳虚

一男子，形体倦怠，饮食适可，足指缝湿痒，行坐久则重坠。此脾胃气虚而下陷，用补中益气加茯苓、半夏而愈。

——《内科摘要·卷上·脾肾虚寒阳气脱陷等症四》

一男子食少胸满，手足逆冷，饮食畏寒，发热吐痰，时欲作呕，自用清气化痰及二陈、枳实之类，胸腹膨胀，呕吐痰食，小便淋漓，又用四苓、连、柏、知母、车前，小便不利，诸病益甚。余曰：此脾胃虚寒无火之症，故食入不消而反出，遂用八味丸补火以生土，用补中益气加姜、桂培养中宫，生发阳气，寻愈。

——《内科摘要·卷上·脾肾虚寒阳气脱陷等症四》

一男子每劳肢体时痛，或用清痰理气之剂，不劳常痛，加以导湿，臂痛漫肿，形体倦怠，内热盗汗，脉浮大，按之微细。此阳气虚寒，用补中益气加附子一钱、人参五钱，肿痛悉愈。又以十全大补百余剂而康。彼计服过人参一十三斤，姜、附各斤余。

——《内科摘要·卷上·脾肾虚寒阳气脱陷等症四》

4. 虚劳怯弱

庶吉士黄伯邻，发热吐痰，口干体倦，自用补中益气汤不应，余谓：此金水俱虚之症，兼服地黄丸而愈。后背患一疔，烦痛寒热，彼因前月尝偕往视郭主政背疽，郭不经意，余决其殒于金旺之日，果符余言。已而郭氏妻孥感其毒，皆患恶疮，伯邻所患与郭患同，甚恐。余曰：此小疮也，憎寒等症，皆阴虚旧症，果是疮毒，亦当补气血。余在第就以地黄丸料煎与，服之，即睡良久，各症顿退。自后常有头面耳目口舌作痛，或吐痰眩晕之类，服前药即愈。后任都宪督盐法道，出于苏，必垂顾焉。

——《内科摘要·卷下·脾肺肾亏损虚劳怯弱等症七》

儒者刘允功，形体魁伟，冬日饮水，自喜壮实。余曰：此阴虚也。不信，一日口舌生疮，或用寒凉之剂，肢体倦怠，发热恶寒，余用六味地黄、补中益气而愈。

——《内科摘要·卷下·脾肺肾亏损虚劳怯弱等症七》

吴江晚生沈察顿首云云：仆年二十有六，所禀虚弱，兼之劳心，癸巳春发热吐痰，甲午冬为甚，其热时起于小腹，吐痰而无定时，治者谓脾经湿痰郁火，用芩、连、枳实、二陈，或专主心火，用三黄丸之类，至乙未冬其热多起足心，亦无定时，吐痰不绝，或遍身如芒刺然。治者又以为阴火生痰，用四物、二陈、黄柏、知母之类，俱无验，丙申夏痰热愈甚，盗汗作渴。果属痰火耶？虚阴耶？乞高明裁示云云。余曰：此症乃肾经亏损，火不归经，当壮水之主，以镇阳光。乃就诊于余，果尺脉洪大，余却虚浮，遂用补中益气及六味地黄而愈。后不守禁，其脉复作，余谓火令可忧，当慎调摄，会试且缓，但彼忽略，至戊戌夏，果殁于京。

——《内科摘要·卷上·肾虚火不归经发热等症六》

5. 骨蒸劳

一妇人发热晡热，盗汗自汗，殊畏风寒，饮食少思，或腹胀吞酸，或大便不实。此脾胃不足，诸经亏损。朝用补中益气，夕用八珍汤，倍用参、芩、白术，各二十余剂，诸症渐愈。因丧母哀伤，患盗汗便血，用加味归脾汤，数剂而止，仍用前二药，又五十余剂，寻愈，月经两月而至。适因怒去血过多，发热作渴，肢体酸倦，头目晕痛，用逍遥散、加味归脾汤二药调补而痊。

——《校注妇人良方·卷五·众疾门·妇人骨蒸劳方论第二》

一妇人胸胁作痛，内热晡热，月经不调。余谓郁怒伤损肝脾，朝用归脾汤以解郁结，生脾气，夕用加味逍遥散以生肝血，清肝火，半载而愈。后因饮食失调，兼有怒气，月经如注，脉浮洪而数，用六君子加芎、归、炮姜，一剂而血止，用补中益气加炮姜、茯苓、半夏治之而元气复，又用归脾汤、逍遥散调理而康。

——《校注妇人良方·卷五·众疾门·妇人骨蒸劳方论第二》

一妇人内热口干，头晕吐痰，带下体倦，饮食少思。余谓脾气虚弱而不能生肺金，用补中益气汤加茯苓、半夏，脾气渐复，饮食渐进，诸症渐退，再用加味逍遥散治之寻愈。

——《校注妇人良方·卷五·众疾门·妇人骨蒸劳方论第二》

一妇人腹胀胁痛，内热晡热，月经不调，不时吐痰，或用化痰行气之剂，胸膈不利。余谓脾气郁结，肝经血虚，朝用归脾汤，夕用加味逍遥散，百余剂而诸症渐愈。又因饮食停滞，或用峻补之剂，口干体倦。余用七味白术散、补中益气加茯苓、半夏，中气渐愈，又以补中益气及八珍汤兼服而痊。

——《校注妇人良方·卷五·众疾门·妇人骨蒸劳方论第二》

一妇人患前症（骨蒸劳）将愈，因怒胸膈不利，饮食少思，服消导利气之药，大便下血。余曰：此脾气复损，不能摄血归源。用补中益气加茯苓、半夏、炮姜血止，用八珍加柴胡、炒栀热退，用八珍汤、逍遥散而痊。

——《校注妇人良方·卷五·众疾门·妇人骨蒸劳方论第二》

一妇人肌体倦瘦，口干内热，盗汗如洗，日晡热甚，用参、芪、归、术、茯神、远志、枣仁、麦门、五味、丹皮、龙眼肉、炙草、柴胡、升麻治之获痊。后因丧子，怀抱不舒，腹胀少寝，饮食少思，痰涎上涌，月经频数。余谓怒闷伤脾，不能摄血制涎归源耳。用补中益气、济生归脾渐愈，又用八珍汤调理而痊。

——《校注妇人良方·卷五·众疾门·妇人骨蒸劳方论第二》

一妇人日晡热甚，月水不调，饮食少思，大便不实，胸膈痞满，头目不清，肢体倦怠，发热烦躁，余谓七情肝脾亏损之症，用济生归脾汤、加味消遥散、补中益气汤调治，元气渐复而愈。

——《校注妇人良方·卷五·众疾门·妇人骨蒸劳方论第二》

一妇人胸胁膨满，小腹闷坠，内热晡热，饮食不甘，体倦面黄，日晡则赤，洒淅恶寒，此脾肺气虚，先用六君子加川芎、当归，诸症渐愈，又用补中益气加茯苓、半夏，诸症全愈。后饮食失节，劳怒，恶寒发热，不食，用加味小柴胡一剂而热退，用逍遥散、归脾汤调理而康。

——《校注妇人良方·卷五·众疾门·妇人骨蒸劳方论第二》

6. 热劳

一男子，因劳发热，胁下肿痛，脉虽大而按之无力。此气血虚，腠理不密，邪气袭于肉里而然也。河间云：若人饮食疏，精神衰，气血弱，肌肉消薄，荣卫之气短促而涩滞，故寒薄腠理，闭郁而痛肿也。当补之，以接虚怯之气。遂以补中益气汤加羌活，四剂少可。去羌活，又十余剂而愈。又一男子，年二十，遍身微痛，腰间作肿痛甚，以前药加茯苓、半夏，并愈。

——《外科心法·卷三·肿疡不足》

一男子因劳，而患怠惰发热，脉洪大，按之无力，余谓须服补中益气汤。彼不信，辄服攻伐之剂，吐泻不止，亦死。大抵此证原属虚损，若不审虚实，而犯病禁经禁，鲜有不误。常治先以调经解郁，更以隔蒜灸之，多自消。如不消，即以琥珀膏贴之，俟有脓，即针之，否则变生他处。设若兼痰兼阴虚等证，只宜加兼证之剂，不可干扰余经。若气血已复而核不消，却服散坚之剂，至月许不应，气血亦不觉损，方进必效散，或遇仙无比丸，其毒一下，即止二药，更服益气养荣汤数剂以调理。若疮口不敛，宜用豆豉饼灸之，用琥珀膏贴之。气血俱虚，或不慎饮食起居七情者，俱不治。然而此证以气血为主，气血壮实，不用追蚀之剂，彼亦能自腐，但取去，便易于收敛；若气血虚，不先用补剂，而数用追蚀之药，不惟徒治，适足以败矣；若发寒热，眼内有赤脉贯瞳仁者，亦不治。一脉者，一年死；二脉者，二年死。

——《外科发挥·卷五·瘰疬》

三、 血燥结核

儒者杨泽之，性躁嗜色，缺盆结一核，此肝火血燥筋挛，法当滋肾水生肝血。不信，乃内服降火化痰，外敷南星、商陆，转大如碗。余用补中益气及六味地黄，间以芦荟丸，年余元气渐复而肿消。

——《内科摘要·卷下·肝肾亏损血燥结核等症二》

一男子，素善怒，左项微肿，渐大如升，用清痰理气，而大热作渴，小便频浊。余谓肾水亏损，用六味地黄，补中益气而愈。亦有胸胁等处，大如升斗，或破而如菌如榴，不问大小，俱治以前法。

——《内科摘要·卷下·肝肾亏损血燥结核等症二》

一妇人，素郁怒，患前症，内热晡热，久而不愈，若面色萎黄则月经过期而少，若面色赤则月经先期而多。余曰：面黄过期，脾经虚弱也；面赤先期，脾虚火动也。朝用补中益气，升举脾土，以益气血；夕用加味逍遥，滋养肝血，以息阴火；复以归脾汤解郁结，半载元气复而痊。又有患前症，因脾虚下陷而发热，乃专治其疮，变瘵而殁。

——《校注妇人良方·卷二十四·疮疡门·妇人结核方论第四》

一男子，盛暑发热，胸背作痛，饮汤自汗，用发表之药，昏愦谵语，大便不实，吐痰甚多，用十全大补，一剂顿退，又用补中益气加炮姜，二剂痊愈。

——《内科摘要·卷下·脾胃亏损暑湿所伤等症四》

第三章

儿科病

一、小儿风症

（一）抽搐

一小儿寅卯时发热痰搐，服抱龙丸而愈。后复患，因自用前药，更加咳嗽气喘，不时发搐，面赤或青黄，或浮肿，或流涎。余谓：咳嗽气喘乃脾肺气虚，不时发搐乃木乘土位，面青而黄赤乃肝助心脾，浮肿流涎乃脾气虚弱。用益智丸以补心神；补中益气汤以补脾肺，顿愈。

——《保婴撮要·卷二·发搐》

一小儿两目连札，手足发搐，服天麻防风丸之类，每发饥时益甚，得饮食稍定。此肝木制脾土也。用六君、升麻、柴胡、钩藤钩二剂而病痊，又用补中益气汤而全效。

——《保婴撮要·卷二·发搐》

一小儿七岁，惊搐发热不已，巳午未时益甚，形气殊倦，热定饮汤。此心脾气虚，朝用补中益气汤加益智仁，夕用六君、当归、钩藤钩寻愈。后饮食过多，复作呕泻，或治以保和丸，反加寒热发搐，此脾土复伤，而肝木所侮也，用六君、柴胡，寒热止而饮食进；但午未之时仍泄，用补中益气汤加茯苓、半夏、钩藤钩而愈。

——《保婴撮要·卷二·发搐》

一小儿百日内患搐，痰涎自流，用惊风药益甚。视其面色黄中隐白，乃脾虚不能摄涎也，用六君子、补中益气二汤而愈。

——《保婴撮要·卷二·发搐》

一小儿目内青，发搐，目直上视，叫哭不已。或用牛黄清心丸，更加咬牙顿闷，小便自遗。余谓：此肝脾虚甚，用补中益气汤、六味地黄丸而愈。

——《保婴撮要·卷二·发搐》

一小儿两目动札，手足发搐，数服天麻防风丸之类，前症不愈，其痰益甚，得饮食稍愈。视其准头及左颊色青黄。余曰：脾主涎，此肝木克脾土，不能统摄其涎，非痰盛也。遂用六君、升麻、柴胡、钩藤，二剂饮食渐进，诸症渐愈，又用补中益气汤而安。

——《保婴撮要·卷二·惊搐目直》

一小儿痫后患前症（偏风口噤），发搐，面色萎黄，肢体倦怠。此元气虚，克伐多矣。余用补中益气汤加钩藤钩子服而渐愈。后因乳母七情饮食失宜，或儿乳食过多，前症仍作。服补中益气汤、五味异功散而应。

——《保婴撮要·卷二·偏风口噤》

一小儿九岁，因惊发热，抽搐顿闷，咬牙作渴，饮冷便秘，面色青赤，而印堂左腮尤赤。此心脾二经风热相搏，乃形病俱实之症也。先用泻青丸料炒黄连一剂，大便随利，热搐顿减；继用抑青丸一服，诸症悉退。但面色萎黄，肢体倦怠，饮食少思，此病气去而脾气未复也，用补中益气汤及地黄丸而痊愈。

——《保婴撮要·卷三·急惊》

一小儿发热抽搐，口噤痰涌，此胆经实火为惊风也。先用泻青丸一服，六味丸二服，诸症即退；又用小柴胡汤加芎、归、山栀、钩藤钩，次以补中益气汤而痊。

——《保婴撮要·卷三·急惊》

一小儿潮热发搐，痰涎上涌，手足指冷，申酉时左腮青色隐白。用补中益气汤调补脾肺，六味丸滋养肝肾而痊。

——《保婴撮要·卷三·急惊》

一小儿抽搐，痰涎自流。或用惊风之药益甚，视其面色黄白。余用六君、补中益气二汤，补脾肺而愈。

——《保婴撮要·卷三·慢惊》

一小儿周岁后，从桌上仆地，良久复苏，发搐吐痰沫，服定惊

化痰等药，遇惊即复作。毕姻后，不时发而难愈，形气俱虚，面色
萎黄。服十全大补、补中益气二汤而愈。

         ——《保婴撮要·卷三·惊风》

  一小儿溃疡后瘛疭，因服牛黄丸，反加四肢无力，项强目直，
唇白流涎，手足厥冷，求治于余。余曰：经云脾之荣在唇口。又云
脾主四肢。又云脾主涎。此因前药妄下，胃气复伤，肝木侮土，以
致前症也，当先救胃气以养五脏。因众议不一，尚未用药。翌早果
咬牙呵欠，困卧惊悸，哽气短气，面色㿠白，始信余言，遂先用五
味异功散，次用补中益气汤而愈。

        ——《保婴撮要·卷十六·瘛疭》

  一女子瘰疬将愈，因勤于女红，忽作瘛疭，此胃气未实，而劳
伤筋脉耳，用补中益气汤及五味异功散，俱加钩藤钩而愈。后劳役
怒气，经行颤振，用加味逍遥散及补中益气汤，俱加钩藤钩而愈。

        ——《保婴撮要·卷十六·瘛疭》

  一小儿仆伤，溃后患前症，面青或赤，服风痰之药，咬牙目
直，仍欲治风。余曰：凡伤损之症，皆肝主之。故面色青而瘛疭，
咬牙目直，皆属肝经血气亏损，风木翕合，火动而生风也，无风可
祛，无痰可逐。遂用地黄丸及补中益气汤而愈。

        ——《保婴撮要·卷十六·瘛疭》

  一小儿跌伤臁出血，误服大黄等药，患前症，或时烦躁自汗，
手欲撮空，此因肝经血虚，肝火炽盛耳。用地黄丸、补中益气汤
而愈。

        ——《保婴撮要·卷十六·瘛疭》

（二）目睛瞤动

  目睛瞤动愈后惊悸不寐，或寐中发搐咬牙，目睛瞤动者，血虚
不能荣筋脉也，用补中益气汤或归脾汤加茯苓、五味。

        ——《保婴撮要·卷二·目睛瞤动》

（三）唇口蠕动

  若脾胃虚弱者，用五味异功散，虚寒加木香、炮姜。若脾气下

陷者，用补中益气汤以升其阳。作渴者，用七味白术散以生津液。若肝木侮脾者，用补中益气汤加茯苓、半夏、芍药，以治肝补脾。

——《保婴撮要·卷二·唇口蠕动》

（四）目动咬牙

小儿惊后目微动咬牙者，皆病后亡津液，不能荣其筋脉也……若因脾胃虚热，用补中益气汤加芍药、山栀，实热用泻黄散。

——《保婴撮要·卷二·目动咬牙》

一小儿患目动咬牙，痰涎自流，用惊风之药，其症益甚，脾胃益虚。视其面色萎黄，口中吐痰。用六君子补中益气汤而愈。

——《保婴撮要·卷二·目动咬牙》

（五）摇头便血

经曰：诸风掉眩，皆属肝木。木得风则摇动，乃肝经火盛而生虚风也……便血者风木摇动，则土受凌虐，而不能统血也。或食酸味过多，以益其肝，致令阴结。经曰：结阴者便血一升，再结二升，三结三升。又邪在五脏，则阴脉不和，阴脉不和，则血留之。结阴之病，阴气内结不得外行，渗入肠间，故便血也。血亦有乳母恚怒，风热炽盛，或肝木伤脾，使清气不升，或风邪侵入大肠者……若清气不升，脾气下陷者，用补中益气汤。

——《保婴撮要·卷二·摇头便血》

（六）惊痫

一老人生子方周岁，秋初暴冷，忽发搐似惊痫，过则气息奄奄。此元气虚弱所致，与补中益气汤而愈。

——《保婴撮要·卷三·惊痫》

一小儿十岁，一小儿七岁，各有痫症，岁发二次，后因出痘及饮食停滞，举发频数。用六君子、补中益气二汤而愈。

——《保婴撮要·卷三·惊痫》

（七）天钓内钓

天钓者，发时头目仰视，惊悸壮热，两目反张，泪出不流，手足搐掣，不时悲笑，如鬼祟所附，甚者爪甲皆青……内钓者，腹痛多喘，唇黑囊肿，伛偻反张，眼尾赤，此胎中受风及外惊所致。若五内抽掣，作痛狂叫，或泄泻缩脚，内症一作，外症亦然，极难调理……一小儿患前症，服魏香散而愈。后复作，服祛风镇惊之药，上气喘粗。此元气虚寒也。余先用乌蝎四君子汤，稍愈；但倦怠殊甚，用补中益气汤及五味异功散而痊。

——《保婴撮要·卷三·天钓内钓》

一小儿因母每感寒腹痛，饮烧酒，发热痰盛，面赤，手足并热。属胃经实热之天钓也，用清胃散，子母服之并愈。后因伤乳吐泻，面色或青或白，手足并冷。属脾气虚寒，用六君子、木香、干姜而愈。三岁后伤食腹痛，唇黑作泻，数去后而无粪，或粪少而青。此元气虚寒下陷，用补中益气汤渐愈。

——《保婴撮要·卷三·天钓内钓》

（八）盘肠气痛

小儿盘肠气者，痛则曲腰干啼，额上有汗，皆由肝经风邪所搏也……一小儿十四岁，腹痛吐泻，手足常冷，肌体瘦弱。余谓：所禀命门火虚也。用六君子汤、八味丸渐愈。毕姻后，因房劳勤读，感冒发汗，继以饮食劳倦，朝凉暮热，饮食不思，用六君子、十全大补二汤寻愈。后不慎饮食起居，午前脐下热起，则遍身如炙；午后自足寒至腰如冰。热时脉洪大，按之如无，两尺微，甚则六脉微细如绝。汤粥稍离火食之，即腹中觉冷。此亦禀命门火衰之症也，用补中益气汤、八味丸各百余服渐愈。后大吐血，别误服犀角地黄丸一剂，病益甚，饮食顿减，面色㿠白，手足厥冷，或时发热。寒时脉微细而短者，阳气虚微也。热时脉洪大而虚者，阴火虚旺也。余用十全大补及八珍汤、六君子之类，但能扶持而血不止。复因劳役吐血甚多，脉洪大鼓指，按之如无，而两寸脉短，此阳气大虚也。用人参一两、附子一钱，佐以补中益气汤数剂，诸症渐退。乃减附子五分，又各数剂，脉症悉退。乃每服人参五钱、炮姜五分，月余始愈。

——《保婴撮要·卷三·盘肠气痛》

（九）痉证

一小儿感冒发热，咳嗽咬牙。余以为脾肺气虚。不信，乃用解散之药，果项强口噤，汗出不止，手足并冷。遂用五味异功散加柴胡、木香治之，渐愈。但日晡微热，睡而露睛，用补中益气汤而痊。

——《保婴撮要·卷四·痉证》

一小儿因惊发热，误行表散，出汗面白，日晡发痉。先兄谓脾肺气虚而肝胆邪盛，以六君子加柴胡、升麻治之，乃发于寅卯时，此肝邪自旺也。用加味逍遥散一剂，其热顿退，又用补中益气汤、六味地黄丸而愈。

——《保婴撮要·卷四·痉证》

一小儿患瘰疬，溃而发痉，顿闷咬牙寒热。此属肝经风热，先用柴胡栀子散一剂，寒热顿止；次用四物、参、芪、白术、柴胡渐止；又用补中益气汤加芍药、茯苓而痊。

——《保婴撮要·卷四·痉证》

一小儿伤风发热，服解散之药，汗出不止，痉症悉具，其脉洪大鼓指，按之微细。此汗多亡阳，脾肺气虚之症也，用异功散加芎、归、黄芪，其汗顿止，又用补中益气汤而痊。

——《保婴撮要·卷四·痉证》

少参王阳湖孙女，年八岁，发痉，服降火消导之剂，其脉浮洪，寒热如疟。余用四君子加升麻、柴胡、炮姜、钩藤钩，及补中益气汤，间服渐愈。但胁下作痛，去炮姜加木香、肉桂而痊。

——《保婴撮要·卷四·痉证》

一小儿疮溃后患此，形气殊倦，用十全大补汤二剂稍缓，佐以补中益气汤数剂而痊。

——《保婴撮要·卷十六·疮疡发痉》

一小儿感冒发散变痉，汗出不止，手足并冷，用补中益气汤加肉桂，四剂而愈。

——《保婴撮要·卷十六·疮疡发痉》

（十）破伤风

一小儿患流注，面色萎黄，忽舌强口噤，脉洪大而虚，按之如无，此脾肺气虚而变症也，先用补中益气汤四剂，稍缓，又用十全大补汤数剂而痊。

——《保婴撮要·卷十六·破伤风》

一小儿溃疡，忽汗出不止，手足并冷，先用补中益气汤加肉桂、五味子数剂，诸症渐愈。又因饮食过多，口噤作呕，用异功散加升麻四剂而安。

——《保婴撮要·卷十六·破伤风》

一小儿十六岁，病疮久不敛，因过劳口噤目直，脉洪数，左关脉弦而无力。余谓肝经气血虚而火内动也，用地黄丸料四剂而安；却用补中益气汤，以补脾肺；用地黄丸以补肾肝为主，佐以九味芦荟丸以治肝疳而病疮愈。

——《保婴撮要·卷十六·破伤风》

一小儿十六岁，流注久不愈，因劳兼怒，忽仆地昏愦，殊类破伤风，面色㿠白，无气以动。用补中益气汤，内用人参五钱，加肉桂一钱，不应。加干姜一钱，又不应。此阳气虚甚，药力不能胜之也，急加附子一钱，稍定，乃去附子，服十余剂，而元气渐复，却佐以八珍汤、豆豉饼，半载而痊。毕姻后因入试场，劳伤元气，前症复发，亦类破伤风，脉浮大，按之如无，用参附汤四剂而苏，八珍汤，地黄丸料各百余剂而痊。

——《保婴撮要·卷十六·破伤风》

（十一）颤振

然小儿疮疡溃腐，或损伤，脓血出多，属脾胃气虚血弱，用补中益气汤、五味异功散加白术、当归、升麻主之。肝经虚热，用六味丸。脾血虚弱，用四君子加芎、归。胃气虚弱，用补中益气汤。

——《保婴撮要·卷十六·颤振》

一小儿腿痛，内溃出脓碗许，即时颤振，面白汗出。此阳气虚脱，非大补不可也，遂用人参一两煎服之，汗愈甚，手足并冷；再用人参二两、干姜二钱煎服，良久汗乃稍止，再剂诸症顿愈；却用补中益气汤加人参五钱，数剂而愈。

——《保婴撮要·卷十六·颤振》

一小儿臂痈溃后，颤振少气，脉浮数，按之不鼓，此元气虚弱也，朝用补中益气汤，夕用异功散各二十余剂，未见效，因虚甚而功力未能及耳。又用前药各二十余剂，颤渐愈。后佐以托里散，而疮亦瘥。

——《保婴撮要·卷十六·颤振》

一小儿十六岁，臂痈溃而颤振，遂用大补中气之药而颤止。因劳发热，痈内溃而复颤，脉浮数，按之不鼓，两寸脉短小不及本位，或欲祛风。余曰：长则气治，短则气病，此由胃气虚甚故也，先用独参汤数剂愈，乃佐以补中益气汤各五十余剂而愈。若加附子一片，数剂亦可愈矣。

——《保婴撮要·卷十六·颤振》

一女子十六岁，臂肿一块，肉色不变，按之则痛，服败毒流气之剂，更加发颤。时孟春，面戴阳光，手不畏寒，脉浮数，按之不鼓而短，彼欲攻毒，余曰：此荣卫虚弱，外寒所搏而为患也，又加败毒，胃气亏损，岂不加颤耳！遂用人参五钱，黄芪三钱，当归、熟地各三钱，升麻、柴胡各五分，二十余剂而颤稍缓，乃佐以补中益气汤，内用人参五钱，又二十余剂，兼葱熨法，而肿亦愈。

——《保婴撮要·卷十六·颤振》

一女子患瘰疬，因怒两手颤振，面色或青或赤。此肝经血虚火盛而生风也，用四物加山栀、钩藤钩、龙胆草、甘草，而颤振渐愈，乃去胆草，与地黄丸间服而瘥。后因劳心发热，两手复振，用补中益气汤、地黄丸而愈。

——《保婴撮要·卷十六·颤振》

一小儿患臂痈，面色或黄或赤，先用补中益气汤、地黄丸，寻愈。后因怒气颤振，先用补中益气汤加钩藤钩、炒山栀；又用加味逍遥散加钩藤钩而愈。又因饮食停滞，吐泻酸臭，更加发搐，用五味异功散加钩藤钩而愈。

——《保婴撮要·卷十六·颤振》

一女子患流注，发热而颤，此肝脾气血不足，经水过期，虚火生风之症也，先用补中益气汤加钩藤钩渐愈，又用加味地黄丸而痊愈。

——《保婴撮要·卷十六·颤振》

二、小儿内科病

（一）肺系疾病

1. 咳嗽

一小儿伤风，咳嗽发热，服解表之剂，加喘促出汗。余谓肺脾气虚，欲用补中益气汤加五味子补之。不信，乃自服二陈、桑皮、枳壳，而发搐痰涌。余仍用前药，加钩藤钩而痊。

——《保婴撮要·卷六·咳嗽》

2. 喘证

喘急之症，有因暴惊触心者，有因寒邪壅盛者，有因风邪外客者，有因食咸酸而痰滞者，有因膏粱积热熏蒸清道者。然喘与气急有轻重之别，喘则欲言不能，隘于胸臆；气急但息短，心神迷闷耳……脾胃虚弱，不能通调水道者，用补中益气汤及六味丸……肾水亏，虚火烁金，小便不利者，用六味丸及补中益气汤。

——《保婴撮要·卷六·作喘》

3. 发热

小儿之热，有心、肝、脾、肺、肾五脏之不同，虚实温壮四者之不一，及表里血气，阴阳浮陷，与夫风湿痰食，各当详之……汗后气虚而恶寒发热者，补中益气汤。

——《保婴撮要·卷六·发热》

一小儿十四岁而近女色，发热吐痰，至有室，两目羞明，头觉胀大，用地黄丸料加五味子、当归、黄芪，煎服，及补中益气汤，得慎疾而瘥。

——《保婴撮要·卷六·发热》

一小儿十四岁，肢体倦怠，发热晡热，口干作渴，吐痰如涌，小便淋漓，或面目赤色，身不欲衣。此禀肾不足而虚热也，用补中益气汤、六味地黄丸寻愈。

——《保婴撮要·卷六·发热》

一小儿发热体瘦，夜间遗尿，日间频数。此禀脾肾不足，用补中益气汤加补骨脂，及地黄丸加鹿茸治之而痊。婚姻后，小便频数，作渴发热，服补阴丸等药，发热尤甚，小便如淋；用补中益气汤、六味地黄丸而愈。

——《保婴撮要·卷六·发热》

一小儿十四岁，伤食发热，服消食丸，胸腹膨胀，发热作渴，此脾气复伤也，先用四君、升麻、柴胡，饮食渐进，用补中益气汤而愈。后因劳心，发热少食，用四君、升麻、柴胡而愈。

——《保婴撮要·卷六·发热》

嘉靖癸丑闰三月，渠下第北归，犬子麟孙方病泻不食，遍体如焚，胸满腹冷痛，日夜不成寝。或投以山楂、枳壳，中气愈弱，泻愈甚。不食至累月，日进米饮一半瓯，或糕饵枣栗少许。稍过节度，则肢体热益壮，腹痛不解，奄奄喘息，旦暮不保矣。立斋先生枉视之，则曰：此胃虚不能纳，脾湿不能运，病在戊巳，深且久，兼木气所乘脱，服攻治之药，则殆矣。亟用补中益气汤数，里热稍退，泻不食如初。先生复曰：此勿亟，惟胃气渐复，湿渐除，当自得效耳……往尝谓戊巳受病，木气乘之，此青黄二色，非正形耶！仍用补中益气多加柴胡、参、术，数日而痢止，余症亦渐解脱。

——《保婴撮要·卷六·发热》

嘉靖甲寅，敬臣之女，年十二，患脾胃素弱，自夏入秋，时泻时止，小腹微痛，至八九月间，遂成痞积之症。发热凡二十余日不止，汗泄热解，汗已复热，自中脘至小腹膨胀坚直，大便溏，气喘咳嗽作嗳，俱昼轻夜重，彻夜烦躁不睡，鼻塞眼暗谵语，其母以为必死矣。立斋先生诊之曰：脉浮大而无根，此大虚证也，非独参汤不可。乃用参一两，加熟附三分，煨生姜三片，日进二剂。仍并渣服之，大下痞积，其气甚惺，腹渐宽，热渐减，脉渐敛。然手犹寻捻不已，鼻孔出血。先生曰：此肝证也。煎六味丸料与之，一服如脱。乃昼服独参姜附汤，夜服六味丸料，脉渐有根，诸症渐退。先此手足恒热，至是乃始觉寒。先生喜曰：此病邪尽退，而真气见矣。然犹饮食不进，乃单用六君子汤加炮姜，遂能食；咳嗽独甚，与补中益气汤嗽遂止，夜始有睡。

——《保婴撮要·卷六·发热》

4. 潮热

钱仲阳曰：潮热者，时间发热，过时即退，来日根据时而至。有风寒疳积食癖之分，阴阳虚实五脏之异……阳气下陷于阴中而发热者，用补中益气汤。

——《保婴撮要·卷六·潮热》

一小儿潮热发搐，痰涎上涌，手足指冷，左腮至申西时，青中隐白，手足时搐。此肝经虚弱，肺金所胜而潮搐，脾土虚弱而手足冷也，用补中益气汤调补脾肺，用六味地黄丸滋补肝肾而愈。盖病气有余，当认为元气不足，若用泻金伐肝、清热化痰，则误矣。

——《保婴撮要·卷六·潮热》

一小儿寅卯时发热，或兼搐有痰，服抱龙、泻青二丸而愈。后复患，服前药，兼咳嗽气喘，不时发搐，面赤色或青黄，或浮肿，或流涎。余谓咳嗽气喘，脾肺气虚也；不时发搐，肝木乘脾也；面青黄，肝入心脾也；浮肿流涎，脾气虚也。用益智丸以养心血，补中益气汤以补脾气而愈。

——《保婴撮要·卷六·潮热》

一小儿腹满作呕，饮食少思，至暮腹胀发热。此脾虚下陷，朝用补中益气汤，夕用六君、柴胡、升麻而愈。后因劳，不时寒热，夜间盗汗，用十全大补汤而愈。

——《保婴撮要·卷六·潮热》

一小儿亥子时，患前症，用益黄散而愈。后复发，服前药及清热之剂，病发，不时嗜卧露睛，作渴少食，大便频黄。余谓脾虚而肝木胜之，兼元气下陷也，用补中益气汤，佐以地黄丸而愈。

——《保婴撮要·卷六·潮热》

一小儿先停食，服克伐之药，致面色萎黄，体倦少食，申酉时潮热，或用清热消导之剂，更加泄泻。余先用六君子汤数剂，后用补中益气汤渐愈。

——《保婴撮要·卷六·潮热》

一小儿申酉时发热面赤，腹中作痛，或用峻利之剂下之，致发搐吐痰作渴，腹痛按之即止。此脾胃伤而变症也，用七味白术散、补中益气汤顿安。

——《保婴撮要·卷六·潮热》

5. 寒热

一小儿十四岁，朝寒暮热，或时发寒热，则倦怠殊甚，饮食不思，手足指冷，朝用补中益气汤，夕用六君子汤，各二十余剂，渐愈。后因用功劳役，前症复作，更加头痛，脉虚，两寸尤弱，朝用补中益气汤、蔓荆子，夕用十全大补汤，两月余而痊。但劳役仍复寒热，服前二汤稍愈。毕姻后，又用功过度，朝寒遍体如冰，暮热遍身如炙，朝用补中益气汤加姜、桂，暮用八味丸加五味子，各五十余剂而愈。

——《保婴撮要·卷六·寒热》

一小儿十三岁，壮热便秘。服清凉饮，愈而复作；服地骨皮散，更潮热；又服芩、连、四物，不时寒热，体倦，少食而热，或昼见夜伏，夜见昼伏。余谓肝脾虚热，夕用地黄丸加五味子，朝用补中益气汤加山药、山茱而瘥。

——《保婴撮要·卷六·寒热》

一小儿十四岁，每日子时分发热，遍身如炙，午未时则寒，足骨如冰至膝，至子时分，热仍作。此内真寒而外假热也，朝用补中益气汤加参、芪各三钱，附子三分，夕用大剂四君子汤加当归一钱，附子五分，各二十余剂渐安。又用参、术各五钱，归、芪各三钱，陈皮、甘草各一钱，姜桂五分，各数剂。乃朝用十全大补汤，夕用六君子汤，渐愈。又用五味异功散而寻愈。

——《保婴撮要·卷六·寒热》

一女子十五岁，寒热，月经先期，两寸脉弦出鱼际。此肝经血盛之症，用小柴胡汤加生地黄、乌梅治之而愈。后寒热消，月经过期。乃肝脾二经血气虚弱也，朝用补中益气汤，夕用六味地黄丸而愈。

——《保婴撮要·卷六·寒热》

6. 喉痹

一小儿喉间肿痛，左腮色青赤。此心肝二经之热也，用柴胡清肝散而愈。后因惊，服至宝丹，吐痰发搐，手足指冷。此肝木虚而肺金乘之，用补中益气汤以补脾肺，六味地黄丸以滋肝肾而愈。

——《保婴撮要·卷十三·喉痹》

（二）脾系疾病

1. 停食发热

一小儿停食发热，服芩、连、三棱、厚朴等剂，饮食日少，胸腹膨胀，其纹透至指甲。用补中益气汤加木香、钩藤钩，温补脾气，平制肝木，数剂渐效，又用六君子汤加炮姜治之而安。

——《保婴撮要·卷一·脉法》

小儿初生，其身有如汤泼火伤者，此皆乳母过食膏粱所致也……若因大病亏损胃气，而诸脏虚弱所致者，用补中益气汤、钱氏地黄丸。

——《保婴撮要·卷三·胎风》

2. 脾热吐舌

治脾热吐舌……若面白喘嗽，肢体倦怠，肺乘脾也，用补中益气汤。

——《保婴撮要·卷一·脾脏》

3. 滞颐

小儿滞颐者，涎流出而渍于颐间也……中气下陷，用补中益气汤。

——《保婴撮要·卷五·滞颐》

4. 腹痛

若腹痛重坠，脾气下陷也，用补中益气汤加升麻。

——《保婴撮要·卷五·腹痛》

5. 腹胀

一小儿伤食腹胀，服克伐之剂，小便涩滞。又服五苓散之类，饮食渐减，小便不通，四肢顿肿。余朝用金匮肾气丸去附子，夕用补中益气汤而安。

——《保婴撮要·卷五·腹胀》

一小儿停食，服通利之剂作呕腹胀。此脾胃复伤也，用补中益气汤而愈。

——《保婴撮要·卷二·惊搐目直》

6. 积滞

经曰：五脏之积曰积，六腑之积曰聚。凡小儿积滞或作痛，皆由乳哺不节，过餐生冷，脾胃不能克化，停滞中脘，久而成积。或因饱食即卧，脾失运化，留而成积。其症面目黄肿，腹痛膨胀，壮热足冷，嗜卧不思乳食，大便馊臭或秘涩，小便如油……发热晡热，或泻不已，脾气下陷也；潮热口渴，大便不调，欲变疳症也，并用补中益气汤，佐以肥儿丸。经云：邪之所凑，其气必虚。留而不去，其病乃实，必以调脾为主，而以消导佐之。古人所谓养正积自除，正此意也。

——《保婴撮要·卷五·积滞》

一小儿数岁间，每停食辄服峻利之药，后肚腹膨胀，呕吐泄泻，先用六君子汤，诸症渐愈，又用补中益气汤而安。

——《保婴撮要·卷五·积滞》

一小儿停食腹痛，面色白，黑睛少，手足常冷，大便不实，口鼻吸气，腹中阴冷。此禀命门火衰，不能温蒸中州之气，故脾胃虚寒也，用八味丸、补中益气汤而愈。

——《保婴撮要·卷五·积滞》

一小儿患前症（腹痛），服驱逐之剂，更恶寒发热，余朝用补中益气汤，夕用五味异功散寻愈……后因伤食吐泻，大便欲去而不去，欲了而不了，先用补中益气汤，数剂不应，改用人参五钱，白术三钱，陈皮、甘草各七分，升麻四分，干葛五分，三剂，又手足并冷，急用人参一两，附子五分，姜枣水煎，一日服二剂，手足始温，又二剂，诸症渐退。仍用前人参五钱之方，治之而愈。

——《保婴撮要·卷五·积滞》

7. 呕吐

一小儿饮食多即吐，余用五味异功散愈之。又腹痛呕吐，先服大安丸，仍用异功散而愈。后症复作，另投祛逐之剂，吐泻不食，腹中痛甚，以手按之则止。此脾气复伤也，先用补中益气汤加茯苓、半夏一剂，又用六君子、升麻、柴胡二剂，饮食顿进。后食生冷，挟惊吐泻，手足并冷，唇口搐动，用六君、钩藤钩、柴胡而愈。

——《保婴撮要·卷七·热吐》

一小儿夏间呕吐腹痛，大便不通，服大黄药而愈。又伤食，患吐发热，服泻黄散等药，呕吐腹痛，按之即止，面色青黄，手足并冷。此脾胃复伤而虚寒也，用异功散加木香愈之。后又伤食，腹胀作痛，或用消食丸，吐泻并作，小腹重坠，午后益甚，余朝用补中益气汤，夕用六君子加木香而愈。

——《保婴撮要·卷七·热吐》

钱仲阳曰：寒吐者，由乳母当风取凉，或风寒客于乳房，其症面目胀，额汗出，脉沉迟微，寒气停于胃，故胃不纳而吐出也。哕逆者，由胃气虚甚，过服克伐，使清气不升，浊气不降，以致气不宣通而作也……乳母劳役者，子母俱服补中益气汤。

——《保婴撮要·卷七·寒吐哕逆》

一小儿伤食呕吐，服克伐之药，呕中见血；用清热凉血，反大便下血，唇色白而或青。余谓脾土亏损，肝木所乘。令空心服补中益气汤，食远服异功散，使涎血各归其源，果愈。

——《保婴撮要·卷六·呕吐乳》

一小儿吐黄水，所食之物，悉皆甘味，用泻黄散，清其胃火而愈。后因停食，服克伐之药，口甘不食，形气殊弱，用补中益气汤，养其中气而痊。

——《保婴撮要·卷六·呕吐乳》

8. 吐泻

泻而腹中重坠者，脾气下陷也，用补中益气汤。

一小儿吐泻乳食，色白不化，露睛气喘。此脾肺不足，形病俱虚也，先用异功散加柴胡、桔梗顿愈，再用补中益气汤而安。

——《保婴撮要·卷七·霍乱吐泻》

一小儿白睛多，唇色白，停食吐泻，困睡惊悸，久治不愈。余曰：惊悸为心血虚怯，困睡为脾气虚弱，皆禀脾肾不足所致也。用补中益气汤及六味丸加鹿茸而愈。

——《保婴撮要·卷七·霍乱吐泻》

一小儿停食吐泻，身热作渴，泻下红白或青黄色，服香连丸而愈甚，兼手足指冷。余谓始为实终为虚也，用补中益气汤加木香、肉果而愈。

——《保婴撮要·卷七·霍乱吐泻》

9. 泄泻

一小儿腹痛作泻，饮食不化，小腹重坠，用补中益气汤加干姜为末，每服钱许，米饮调，日二三服，旬余稍愈；又以五味异功散为末，米饮调服，旬余渐愈；又以四君子汤而痊。

——《保婴撮要·卷七·冷泻》

一小儿久泻，兼脱肛，小腹重坠，四肢浮肿，面色萎黄，时或兼青，诸药到口即呕吐，审乳母忧郁伤脾，大便不实。先用补中益气汤、五味异功散及四神丸，调治其母，不两月，子母并愈。

——《保婴撮要·卷七·冷泻》

一小儿年十四，患泄泻，小腹重坠，饮食甚少，先用六君子汤送四神丸数剂，泻渐止，饮食稍进；又用补中益气汤数剂，下坠渐愈。后因劳发热，自脐而起，饥则热甚，用六君、炮姜治之稍安，又用加味归脾、补中益气二汤而痊。

——《保婴撮要·卷七·冷泻》

一小儿清晨泄泻，服消疳清热之剂，不应。余谓脾肾虚，用二神丸治之。不信，仍服前药，形体骨立。复求治，用四神、六味二丸治之寻愈。停药数日，饮食渐减，泄泻仍作。至十七岁毕姻，泻渴顿作，用前药治之无效，乃用补中益气汤、八味丸而始应。

——《保婴撮要·卷七·热泻》

东垣云：伤食则恶食。小儿食泻者，因饮食伤脾，脾气不能健运，故乳食不化而出……乳食已消，腹痛已止，泻尚未止者，脾失清升之气也，用补中益气汤。

——《保婴撮要·卷七·食泻》

一小儿面色萎黄，伤食作泻，面色顿白，气喘痰涌。余谓：脾肺气虚下陷，法当升补。彼不信，别服清气化痰之药，虚证蜂起。余先用补中益气汤一剂，诸症顿退，又用五味异功散而痊。

——《保婴撮要·卷七·食泻》

一小儿泄泻，两寸脉或短或伏，用补中益气治之顿愈。余见患前症，不服此药而危者多矣，惜哉！

——《保婴撮要·卷七·食泻》

一小儿因惊久泻，面色青黄。余谓肝木胜脾土也，朝用补中益气汤，夕用五味异功散加木香，子母俱服而愈。

——《保婴撮要·卷七·惊泻》

一小儿久泻青色，肠鸣厥冷。余曰：此惊泄也，脾土既亏，则肝木来侮，须温脾平肝，然后可愈。彼以为迂，自用治惊悸等药，腹胀重坠，小便不利，四肢浮肿，始信前言，重复请治。余先用五味异功散加升麻、柴胡数剂，诸症稍可。又以补中益气汤数剂，饮食少加。又因伤食夹惊，吐泻发搐，复用异功散加柴胡、钩藤钩四剂，诸症稍退。又伤风咳嗽，腹胀作泻，或用发散解利之剂，手足逆冷，睡中发搐。余谓：此脾土虚，而肺金受症，重伤真气故也。用异功散加紫苏一剂，以散表邪；次用补中益气汤加茯苓、半夏，调补真气而痊。

——《保婴撮要·卷七·惊泻》

9. 痢疾

钱仲阳云：泻痢黄赤黑，皆热也。泻痢青白，米谷不化，皆冷也。东垣云：白者，湿热伤于气分；赤者，湿热伤于血分；赤白相杂，气血俱伤也……若湿热退而久痢不愈者，脾气下陷也，用补中益气汤倍加升麻、柴胡。

——《保婴撮要·卷七·诸痢》

一小儿久痢，里急后重，欲去不去，手足并冷。此胃气虚寒下陷也，用补中益气汤加木香、补骨脂，倍加升麻、柴胡而愈。

——《保婴撮要·卷七·诸痢》

一小儿作泻不乳，服克伐之剂，变痢腹痛后重。余用补中益气汤送香连丸，又用香砂助胃膏、六君子汤而愈。

——《保婴撮要·卷七·诸痢》

10. 脱肛

夫肺与大肠相为表里。肛者，大肠之魄门是也。巢氏云：实热则大便秘结，虚寒则肛门脱出。此多因吐泻，脾气虚，肺无所养，故大肠之气虚脱而下陷也，用补中益气或四君子为主。若脱出绯赤，或作痛者，血虚而有热也，用补中益气汤，佐以四物、牡丹皮。

——《保婴撮要·卷八·脱肛》

一小儿痢后脱肛，饮食少思，面色青黄。余谓：脾土亏损，肝木所胜也。不信，另服消导克滞之剂，腹痛膨胀，倦怠作呕。余曰：脾气虚甚矣。又不信，恪服前药，腹益胀重坠，四肢浮肿。复请治之，仍欲克滞。余曰：腹胀重坠，脾气下陷也。先用五味异功散加木香，四剂，更手足冷，又加干姜，四剂而腹胀诸症渐愈。后因饮食过多，作泻脱肛，用补中益气汤加木香及五味异功散而愈。

——《保婴撮要·卷八·脱肛》

一小儿脱肛半载，清晨便泄，两目白多，用升补脾气之剂，不应。余曰：肾开窍于二阴，此属肾虚也。用四神、地黄二丸及补中益气汤，月余而愈。

——《保婴撮要·卷八·脱肛》

一小儿痢久脱肛，目睛多白，面色渐黄，余用补中益气汤、六味地黄丸，调补脾肾而痊。

——《保婴撮要·卷八·脱肛》

一小儿脱肛，用寒凉之药，肢体倦怠，饮食少思，肛门重坠。此脾气虚而中气下陷也，用补中益气汤加酒炒芍药、白术、茯苓而瘥。

——《保婴撮要·卷八·脱肛》

一小儿脱肛，杂用除湿祛风收涩等药，面黄体倦，少食便血，余欲升补脾气以摄其血，反服四物、槐花之类，而血亦甚，更加作呕。余先用四君、木香治之，形气渐充，便血顿止。又用补中益气汤，更以蓖麻仁涂顶心而愈。

——《保婴撮要·卷八·脱肛》

一小儿因咳嗽，服化痰等药，或作或彻；服滚痰丸，更吐泻，手足指冷，眉目发搐，肛门脱而不赤。余朝用补中益气汤，夕用六君子汤治之，诸症渐愈。但脱肛未入，恪服补中益气汤而愈。

——《保婴撮要·卷八·脱肛》

一小儿患痢脱肛，色赤或痛，用补中益气汤送香连丸而愈。后伤食用泻，肛复脱不入，仍用前汤，更以蓖麻仁研涂顶门而愈。

——《保婴撮要·卷八·脱肛》

11. 二便色白

《秘旨》云：小儿便如米泔，或溺停少顷变作泔浊者，此脾胃湿热……一小儿患前症，兼自痢，用异功散加升麻、柴胡而愈。但日晡微热倦怠，用补中益气汤、四味肥儿丸而愈。

——《保婴撮要·卷八·二便色白》

12. 噫气

一小儿禀赋虚羸，时常作痢，年十三岁，泄泻不食，手足并冷，诸药不应。余谓命门火衰，六君子汤、八味丸治之，寻愈。毕姻后，劳心过甚，饮食顿少，发热下气，先用参、术各五钱，姜、枣煎服，诸症稍愈。又用六君子汤加炮姜、肉桂、参、术各一两，一剂诸症顿愈。又因劳心发热烦渴，用补中益气汤加附子一钱渴止；用参、芪各一两，归、术各五钱，附子一钱，三剂痊瘥。

——《保婴撮要·卷十·噫气》

一小儿十五岁，喜噫，面黄腹胀，饮食难化，用六君、益智、木香渐愈。后因怒兼胁痛，少食下气噫气，用补中益气汤加附子、益智渐愈。后饮食过多，腹胀吞酸，服保和丸，热渴痰甚，用二陈、黄连、石膏之剂，大便不止，吃逆不食，手足并冷，余用六君、附子，四剂稍愈，又以补中益气汤加附子及八味丸而遂安。

——《保婴撮要·卷十·噫气》

一女子十九岁患前症（噫气），用六君子汤送四味茱萸丸而愈。但怒即发，服此药亦即愈。后因怒气劳役，前症复作，血崩不止，先用柴胡栀子散一剂，随用补中益气汤加山栀而痊。

——《保婴撮要·卷十·噫气》

一小儿脾气素弱，饮食少思，常患虚弱，毕姻后噫气，右关脉弱，不及本部，左关脉弦数而长。此脾气虚肝木胜之也，用六君、柴胡、炒黑山栀，治之寻愈。后因劳复作，用补中益气汤加益智，二剂而痊。后又劳，复头晕，仍用前汤，更加蔓荆子而愈。

——《保婴撮要·卷十·下气》

一女子年十六患此（噫气），先用参、术之药，不应，用六君子汤送四味茱连丸而愈。后又因怒气劳役，前症益甚，更兼发热，用柴胡栀子散二剂，随以补中益气汤而痊。

——《保婴撮要·卷十·下气》

13. 吞酸

一小儿吞酸嗳腐，发热口渴，先用保和丸二服，以消宿滞，又用六君、木香、干姜以温养中气而愈。后伤冷粉，腹胀痛，余用异功散加干姜，诸症渐愈，用补中益气汤加木香将愈。又伤食吞酸腹痛，用六君、木香二剂痛止，又四剂而愈。

——《保婴撮要·卷十·吞酸》

一小儿吞酸，喘嗽腹胀，面白兼青。余谓脾肺之气虚，先用补中益气汤加茯苓、半夏二剂，喘胀悉愈，又用六君子汤及五味异功散而愈。

——《保婴撮要·卷十·吞酸》

一小儿十三岁，吞酸，每食碗许，稍多则泻或腹胀，面色黄或青白。此脾肺虚，肝木所胜，用六君、干姜、柴胡、升麻，间佐以补中益气汤而痊。毕姻后，兼勤于功课，仍吞酸唾痰，服清热药，大便不实，嗜卧少食，而似肉痿，用前药各百余剂而痊。

——《保婴撮要·卷十·吞酸》

14. 困倦嗜睡

丹溪云：脾具坤静之德，而有乾健之运。夫胃阳也，主气；脾阴也，主血。胃司纳受，脾司运化，一纳一运，化生精气。清气上升，糟粕下降，纳五谷，化津液，其清者为荣，浊者为卫，阴阳得此，谓之囊篇。故东垣以脾胃为五脏之根本也。脾气既弱，则健运之令不行，化生之功已失职，而嗜卧多困所由生焉。法当温补其脾，脾气既旺，则脏腑清阳之气升举，易于运行，又何困倦之有……若因脾肺气虚，胸膈有痰，用补中益气汤以健脾胃，胆星、天竺丸以化痰涎。

——《保婴撮要·卷十·脾弱多困》

杨永兴子年七岁，嗜卧兼惊，久不愈。余曰：好睡是脾气虚困也，善惊是心血虚怯也，此心火不能生脾土，子母俱病。用补中益气汤及六味地黄丸加鹿茸而愈。

——《保婴撮要·卷十·脾弱多困》

一小儿病后嗜卧，饮食少思，面色萎黄，中隐青色，用五味异功散加柴胡、升麻为末，每服钱许，日二三次，月余稍愈。又饮食过多，更患呕吐，手足并冷，饮食顿减，先用六君子汤加升麻、柴胡、木香、干姜，二剂诸症渐愈，又用补中益气汤为末，日服二三次，月余而安。

——《保婴撮要·卷十·脾弱多困》

一小儿九岁，患痢后，嗜卧唾痰，服化痰药，吐痰益甚，而卧床三年矣。面色萎黄兼白，或时青赤，右关脉微细，左关脉弦数。余谓肝火乘脾，用六君、升麻、柴胡三十余剂而稍健，乃以补中益气汤间服，又各三十余剂而少坐，又五十余剂而痊。

——《保婴撮要·卷十·脾弱多困》

一女子十一岁，患痢后，嗜卧唾痰，饮食难化，胸腹膨胀，服化痰利气之剂益甚。余谓：悉属脾胃气虚，而饮食化痰也。朝用补中益气汤，夕用五味异功散，两月而愈。又伤食吐泻，用六君子汤，月余不应；乃以人参五钱，干姜五分，姜枣煎服百余剂始应；仍用补中益气、异功散而痊。

——《保婴撮要·卷十·脾弱多困》

15. 睡中咬牙

一小儿十五岁，盗汗面赤，睡中咬牙，自服清胃散，前症益甚，更遗精晡热，口干倦怠。余用六味地黄丸、补中益气汤而痊。

——《保婴撮要·卷五·咬牙》

一小儿十四岁，素食膏粱炙煿，睡中咬牙。此脾胃积热，先用清胃散及二陈、黄连、山楂、犀角各数剂，间服补中益气汤而愈。

——《保婴撮要·卷五·咬牙》

（三）肝系疾病

1. 目症

若胃气亏损，眼睫无力而不能开者，用补中益气汤。

——《保婴撮要·卷四·目症》

一小儿白睛多，三岁不能行，语声不畅，两足非热则冷，大便不实。朝用补中益气汤加五味子、干山药以补脾肺，夕用地黄丸加五味子、牛膝、鹿茸补肝肾，不三月而瘥。

——《保婴撮要·卷四·目症》

一小儿九岁，素有肝火，两目生翳，服芦荟、肥儿丸随愈。至十四岁后，遇用心过度，饮食不节，即夜视不明，用补中益气汤、人参补胃汤、四味肥儿丸而愈。

——《保婴撮要·卷四·目症》

一小儿因发热表散出汗，眼赤发搐。审其母，素有肝火发热。以异功散加柴胡、升麻，子母并服稍愈。又用加味逍遥散，其热顿退。继用补中益气汤、六味地黄丸，子母寻瘥。

——《保婴撮要·卷四·目症》

一小儿目赤作痛，咬牙寒热。余谓肝经风热，用柴胡饮子一剂，而赤痛止。又用四物、参、芪、白术、柴胡，而寒热退。又用补中益气汤而饮食加。

——《保婴撮要·卷四·目症》

一小儿眼赤痛，服大黄之药，更加寒热如疟。余谓脾胃复伤，用四君、升麻、柴胡、炮姜、钩藤钩而寒热愈。又用补中益气汤，间服而目疾痊。

——《保婴撮要·卷四·目症》

一小儿目羞明隐涩，两足发热，大便不实，食少时咳，仍欲治肝祛风。余曰两足发热，小便不调，肾肝虚也；大便不实，食少时咳，脾肺虚也。朝用补中益气汤，夕用六味地黄丸，元气渐复；乃佐以四味肥儿丸，又月余而瘥。

——《保婴撮要·卷四·目症》

一小儿目青发搐，直视叫哭，或用牛黄清心丸，加咬牙顿闷，小便自遗。余谓肝经血气虚甚也，用补中益气汤，及六味地黄丸而瘥。

——《保婴撮要·卷四·目症》

一小儿十四岁，用功劳苦，半载后自汗盗汗，形体殊倦，朝用补中益气汤加五味子、蔓荆子，夕用十全大补汤寻愈。毕姻后，因唾痰头晕，恪服清痰理气之药，忽目不能开，余用地黄丸、十全大补汤，三月余而瘥。

——《保婴撮要·卷四·目症》

吴江史万湖之孙，自乳儿时患目疾，年二十，目札头摇。用金匮肾气丸，愈而复作，两目生翳；用聪明益气汤并前丸，既愈而复发，形体消瘦，脉数洪大；用补中益气汤及前丸而瘥。

——《保婴撮要·卷四·目症》

一女子十四岁，两目作痛或发痒，或头晕，或两胁作痛，或寒热内热，口渴少食，经候不调。此肝脾二经气血虚而有热也，用补中益气汤、柴胡清肝散而愈。

——《保婴撮要·卷四·目症》

一小儿十五岁，因大劳，目赤作痛，发热作渴，脉洪大而虚。用八珍汤加炒黑山栀，一剂诸症顿退，又用补中益气汤而瘥。后因梦遗，目仍赤痛，用六味地黄丸料加五味子，二剂而痛止，又三十余剂而复明。

——《保婴撮要·卷四·目症》

2. 黄疸

经曰：中央黄色，入通于脾，故黄胆者，脾之色也。夫人身之神，贵于藏而默用，见于外则内虚矣。其症皆因脾气有亏，运化失职，湿热留于肌肤，发而为疸。钱仲阳所谓身痛背僵，二便涩滞，遍身面目爪甲皆黄是也。小便褐色者难治。疗法宜固脾为先，如专用克伐宽中、淡泄利水之药，则鲜有不至危者矣……身淡黄白者，调中丸及补中益气汤加茵陈。

——《保婴撮要·卷六·黄疸》

一小儿患前症（黄疸），服五苓散、消食丸之类，其黄不退，作渴饮汤，腹膨少食。余谓胃气虚，津液少，故喜饮汤；脾气虚，故腹胀少食也。先用白术散渐愈，又用补中益气汤而痊。

——《保婴撮要·卷六·黄疸》

3. 疟疾

经曰：夏伤于暑，秋必痎疟……劳疟者，久而不瘥，表里俱虚，客邪未散，真气不复，故疾虽间，遇劳即发是也……久而不愈，名曰痎疟……劳疟、痎疟，并用补中益气汤。

——《保婴撮要·卷七·诸疟》

一小儿先因停食腹痛，服峻厉之剂，后患疟，日晡而作，余以为元气下陷，欲治以补中益气汤。不信，泛行清热消导，前症益甚，食少作泻。余朝用前汤，夕用异功散加当归，月余而愈。

——《保婴撮要·卷七·诸疟》

一小儿疟发热，服消导之剂，腹胀作呕，四肢浮肿，先用五味异功散加木香，诸症顿退，饮食顿进。后因饮食过多，作泻，用补中益气汤加木香，又用五味异功散而痊。

——《保婴撮要·卷七·诸疟》

一小儿疟后，腹胀咳嗽倦怠。属脾肺气虚，用补中益气汤、茯苓、半夏寻愈。后伤食发热如疟，服寒凉之剂，更加便血，用四君、升麻、柴胡，便血顿止，又用补中益气汤而愈。

——《保婴撮要·卷七·诸疟》

一小儿疟后，少思饮食，便血，发热腹胀。属脾虚不能统血，先用异功散加升麻、柴胡而血止，又补中益气汤，饮食顿进，仍用异功散而痊。

——《保婴撮要·卷七·诸疟》

一小儿疟后腹胀，用五味异功散、四味肥儿丸而渐愈，用补中益气汤而愈。后伤食腹胀，大便不实，小便不利，用五味异功散、金匮加减肾气丸而愈。

——《保婴撮要·卷七·诸疟》

一小儿愈后便涩，用补中益气汤加山栀而小便通。因劳发热，不食，小便不利，用补中益气、五味异功散加升麻、柴胡而痊。后每劳心，寒热如疟，用补中益气汤；饮食失节，如疟，用五味异功散，随愈。

——《保婴撮要·卷七·诸疟》

一小儿十四岁，疟后肚腹膨胀，小便不利。属脾肾虚寒，朝用补中益气汤，夕用金匮肾气丸而痊。毕姻后，朝寒暮热，肌体消瘦，服滋阴之剂，更痰甚发热，腹中作胀，小便不利。余朝用补中益气汤，夕用金匮加减肾气丸而愈。

——《保婴撮要·卷七·诸疟》

一小儿十五岁，疟后发热吐痰。余谓：脾气所变。不信，反服黄柏、知母之类，诸症悉具。谓余曰：胃火盛而滋水，其症益甚，何也？余曰：症在脾阴，土喜温和而恶寒湿，前所用药，悉属沉阴，复伤其生气，故病愈甚也。先用六君、柴胡、升麻、木香四剂，诸症顿愈；乃佐以异功散加柴胡、升麻，元气渐充；又朝用补中益气汤，夕用异功散而愈。毕姻后，发热如疟，用补中益气汤，寒热益甚，手足并冷；另用清热等药，大便去则小便牵痛，小便去则大便先出。余谓：此阴精已耗，而复伤耳，乃肾气虚寒之危症也。用大剂补中益气汤、八味地黄丸，喜其远帏幕而得生。

——《保婴撮要·卷七·诸疟》

4. 疝气

一小儿腹内一块攻痛，小便不调，用龙胆泻肝汤、芦荟丸而愈。后形气消烁，发热作渴，此肝木制脾土也，用补中益气汤及芦荟丸而愈。

——《保婴撮要·卷九·疝气》

（四）心系疾病

1. 面上症

颏间色赤主肾与膀胱气滞热结，而小便不通，用五苓散以分利……其小便赤色，久而尿血，亦属肝肾气虚有热，用六味地黄丸，如不应，则用补中益气汤益脾肺生肝肾。

——《保婴撮要·卷二·面上症》

2. 夜啼

一小儿三岁，面白夜啼，小便青而数，此肺肾虚弱，朝用补中益气汤加肉桂一分，夕用地黄丸而愈。大凡小儿面色青黑，睛少，或解颅足热者，出痘多在肾经，预用地黄丸补肾气，多得无恙者。

——《保婴撮要·卷四·夜啼》

一小儿二岁，夜啼，面色赤，黑睛色淡，小便频赤，朝用补中益气汤加山药、五味，夕用地黄丸而愈。

——《保婴撮要·卷四·夜啼》

3. 失音

一小儿面色目睛多白，两足胫常热，所患之症，悉属肾虚。毕姻后，唾痰口干，头晕久泻，忽然失音。先君云：此亦肾虚也。用补中益气汤，八味、四神二丸，补之寻愈。

——《保婴撮要·卷五·喑》

一小儿亦面色目睛多白，大便频泄，清晨作泻，肌体骨立，食少唾痰。先君谓肾气不足之故。不信，后加头晕声喑，足胫逆冷，复请治，仍欲祛痰。又云：头晕声喑，中气不能上升也，足胫逆冷，阳气不能充达也。遂用补中益气汤及四神、八味二丸，以补命门之火而愈。

——《保婴撮要·卷五·喑》

一小儿患泄泻，声音不亮，杂用清热等剂，声音如痖，饮食少思，去后多在清晨。朝用地黄丸加五味子，夕用补中益气汤，其泻顿止。却专服前丸，不两月声亮而愈。

——《保婴撮要·卷五·喑》

一小儿十一岁，形羸骨立，面皎口干，白睛多而黑睛少，不能顿言，用六味地黄丸、补中益气汤，其形渐充，年余而能言。

——《保婴撮要·卷五·喑》

一小儿解囟不言，其形属肾虚而兼疳症。先用六味地黄丸以补肾水，又用补中益气汤以补肺金，半载渐愈，年余疳病痊而能言。

——《保婴撮要·卷五·喑》

4. 吐舌弄舌

舌属心脾二经……若午后甚者，脾血虚也，四物多加参、术、茯苓。未应，用补中益气汤，及审五脏相胜。

——《保婴撮要·卷六·吐舌弄舌》

5. 不寐

一小儿十四岁，勤于功课，彻夜不寐，饮食无味，早间用补中益气汤，午后用异功散，饮食渐有味，夜稍得寐，仍用补中益气汤、八味汤而愈。毕姻后不寐，兼遗精盗汗，用补中益气汤、六味地黄丸而愈。

——《保婴撮要·卷十·不寐》

一小儿痢后，不食少寐，或兼盗汗，先用异功散加升麻、当归，饮食渐进，佐以补中益气汤，稍得寐。四年后，因用心记诵，患自汗不寐，饮食甚少，用补中益气汤、加味异功散而愈。

——《保婴撮要·卷十·不寐》

6. 惊悸

一小儿十五岁，因用心太过，少寐惊悸，怔忡恶寒，先用补中益气汤、茯苓、酸枣仁、远志，恶寒渐止；又用加味归脾汤，惊悸稍安；又用养心汤而愈。

——《保婴撮要·卷十·惊悸》

一小儿十三岁，善思多忧，体倦发热，心怀畏惧，必多人相伴乃止，用茯神汤，佐以归脾汤，两月余渐愈。毕姻后，前症复作，加寒热头晕，先用前二汤而惊悸愈，后用十全大补汤、补中益气汤，诸症渐愈。后因科举入场劳役，朝寒暮热，自服前二汤各三十余剂，不应。时仲秋，脉虚大，按之微细，面白腹痛，亦用前方，倍加肉桂、干姜，四剂亦不应；遂以八味丸料煎服四剂，稍缓；又四剂渐愈，乃用八味丸、十全大补汤而安。

——《保婴撮要·卷十·惊悸》

7. 寻衣撮空

王少参孙女年十二岁，脾胃素弱，后成疳症，发热，小腹膨胀坚直，大便溏泻，气喘咳嗽，彻夜烦躁不睡，鼻塞眼暗谵语，其脉大而无根，用人参一两、附子三分，腹胀渐减，脉渐敛。然犹寻衣撮空，鼻孔出血，用六味地黄丸料二服，如脱；乃昼服独参、姜附汤，夕服六味地黄丸料，脉渐有根，诸症渐愈，又用六君子、补中益气汤而痊。

——《保婴撮要·卷十·寻衣撮空》

一小儿停食，夜惊腹痛，服消食丸，泻数次，寻衣撮空，面青黄或色白。此脾土受伤，肺金体因，肝火旺而然耳。先用异功散加升麻以补脾土；用六味地黄丸料以滋肝血，稍定，各二剂渐愈。却用补中益气汤、六味地黄丸，间以异功散而痊。

——《保婴撮要·卷十·寻衣撮空》

一小儿面萎黄，患瘰疬，忽发面色青赤。此脾气虚，木火相搏而为患也，用补中益气汤，佐以柴胡山栀散二剂，加味逍遥散三服，诸症渐退，又以地黄丸而遂痊。

——《保婴撮要·卷十·寻衣撮空》

一小儿流注，出脓甚多，患前症。此元气虚弱，内热而变耳，用八珍汤、异功散各数剂，方稍缓，又数剂而安，又补中益气汤而愈。

——《保婴撮要·卷十·寻衣撮空》

一小儿伤风表汗后，患前症，恶风面白，手足冷，用补中益气汤加五味子，汗顿止而诸症渐退；又用四剂而安，乃十全大补汤而愈。

——《保婴撮要·卷十·寻衣撮空》

8. 喜笑不休

一小儿年十四岁，用心过度，饮食失节，患喜笑不休，脉洪大而虚，面色赤而或白，余用补中益气汤而愈。次秋科举，饮食劳倦，前症复作，或兼谵语，脉洪大，按之微细如无，用人参一两，姜、枣煎服稍定，又三剂而愈。又劳役用心，自汗作渴，烦躁似痫症，先用当归补血汤，二剂顿安，又十全大补汤而寻愈。

——《保婴撮要·卷十·喜笑不休》

一女子十六岁，面色萎黄，素沉静，喜笑不休，月经先期，用柴胡栀子散、加味逍遥散而愈。次年出嫁，不时复作，但作时面赤勇力，发后面黄体倦，朝用补中益气汤，夕用加味逍遥散而愈。后每发悉用前药即愈。

——《保婴撮要·卷十·喜笑不休》

9. 烦躁

一小儿痫后发热烦躁，用四君、当归、升麻、柴胡顿安，又用补中益气汤而愈。又伤食作泻，前症复作，吞酸，先用异功散加吴茱萸、木香为末，二服吞酸悉止，乃去茱萸、木香，治之而安。

——《保婴撮要·卷九·烦躁》

（五）肾系疾病

1. 耳部疾病

耳：干燥主骨疳蒸热，作渴盗汗，用地黄丸……若禀赋肾气不足，或早近女色，致小便湿滞，或作痛如淋者，急用地黄丸、补中益气汤滋其化源。

——《保婴撮要·卷二·面上症》

一小儿十二岁，素虚羸，耳出脓水，或痛或痒，至十四，稍加用心，即发热倦怠，两腿乏力八年矣。用补中益气汤及六味地黄丸，稍愈。毕姻后，朝寒暮热，形气倦怠，两足心热，气喘唾痰，仍用前二药，佐以六君子汤而愈。因后不守禁忌，恶寒发热，头晕唾痰。余谓肾虚不能摄水而似痰，清气不能上升而头晕，阳气不能护守肌肤而寒热，遂用补中益气汤加蔓荆、附子一钱，四剂不应；遂用人参一两，附子一钱，二剂而应；乃用十全大补汤，百余剂而痊。

——《保婴撮要·卷四·耳症》

一小儿耳出秽水，属肝肾不足，先用九味芦荟丸而痊。毕姻后，面黄发热多病，又用黄柏、知母等药，更胸膈痞满，饮食少思，痰涎上壅；又利气化痰，加噫气下气。余用六君子、补中益气二汤，干姜、木香等味，治之寻愈。

——《保婴撮要·卷四·耳症》

2. 囟门疾病

囟填囟陷，亦因所禀肾气不足，及乳哺失宜，脾胃亏损所致。夫脾主肌肉，气逆上冲而为膜胀，元气下陷而为囟陷也。并用补中益气汤、地黄丸，及用狗头骨炙黄为末，以鸡子清调敷囟门。

——《保婴撮要·卷四·解颅囟填囟陷》

一小儿十四岁，解囟自觉头大，视物昏大，畏日羞明。此禀赋肾气怯弱，用六味丸加鹿茸，及补中益气汤加山药、山茱萸，半载愈，二载而囟合。既婚之后，仍觉囟门开解，足心如炙。喜其断色欲，薄滋味，日服前药二剂，三载而愈。后入房，两腿痿软，又教以服前丸，守前戒而愈。

——《保婴撮要·卷四·解颅囟填囟陷》

一小儿久病发热，其囟或陷或填，手足或温或冷，余用补中益气汤加蔓荆子、炮姜，治之而安。

——《保婴撮要·卷四·解颅囟填囟陷》

一小儿病后，其囟或陷或填，此脾胃虚热也，朝用补中益气汤加蔓荆子、炮姜、木香，治之而囟平。但作泻口干，用白术散以生胃气而愈。

——《保婴撮要·卷四·解颅囟填囟陷》

3. 小便不通

东垣云：小便不利，有在气在血之异。夫小便者，足太阳膀胱之所生，长生于申，申者金也，金能生水，肺中伏热，水不能生，是绝小便之源也……肺虚而短少者，用补中益气加山药、麦门。

——《保婴撮要·卷八·小便不通》

一小儿十四岁，肢体倦怠，发热晡热，口干作渴，吐痰如涌，小便淋沥，或面目赤色，身不欲衣。此禀赋肾虚阴燥也，用补中益气汤、加减八味丸而愈。

——《保婴撮要·卷八·小便不通》

一小儿五岁,小便不利,用五苓散分利淡泄之药,益加不通,小便阴囊渐肿。先兄谓前药复损真阴也,用六味丸料加牛膝、肉桂、车前子,佐以补中益气汤而痊。

——《保婴撮要·卷八·小便不通》

一小儿八岁,先因小便黄赤,服五苓、导赤等散,后患便血。余以为禀父虚热也,用六味丸及补中益气汤而痊。

——《保婴撮要·卷八·小便不通》

4. 淋证

夫小儿诸淋者,肾与膀胱热也。二经相为表里,俱主水道,水入小肠,下行于胞则为溺。若膀胱热,则津液内涸,水道不通。肾气热,则小便淋沥,或少腹引脐而痛……脾气下陷,补中益气汤……或儿早近色欲,小便涩滞或作痛,及更去后大小便牵痛者,皆属肝肾不足也,用六味地黄丸、补中益气汤加牛膝、车前、肉桂。

——《保婴撮要·卷八·诸淋》

一小儿小便不通,服五苓之类不应,颏间及左腮色赤。乃肝肾虚热也,用四物、山栀及地黄丸而愈。后因感冒误汗,小便仍不利,余用补中益气汤加麦门、五味而安。

——《保婴撮要·卷八·诸淋》

一小儿小便不利,茎中涩痛,时或尿血。此禀父胃热为患也,先用五淋散以疏导,又用滋肾丸、地黄丸补肝肾,渐愈。后出痘色紫,小便短赤,颏间右腮或赤或白,用补中益气汤、六味地黄丸,前症并愈。

——《保婴撮要·卷八·诸淋》

5. 遗尿

巢氏云:肾主水,与足太阳相为表里。经曰:膀胱者,州都之官,津液藏焉。卧则阳气内收,肾与膀胱之气虚寒不能约制,故睡中遗出,《内经》谓膀胱不约为遗是也……脾肺气虚者,用补中益气汤加补骨脂、山茱萸。

——《保婴撮要·卷八·遗尿》

6. 白浊

一小儿发热懒食,小便良久变白,余用四味肥儿丸即愈。或误以为积热,用清凉祛逐之剂,形体顿弱,虚证悉至,小便如疳,用补中益气汤及四味肥儿丸而愈。

——《保婴撮要·卷八·白浊》

一小儿白浊,发热口干,体瘦骨立。余谓肾经虚羸,朝用补中益气汤,夕用六味地黄丸而愈。后两目或生白翳,面黄浮肿,小便仍白,此变肝脾疳证,用四味肥儿丸,月余渐瘥。

——《保婴撮要·卷八·白浊》

7. 肿胀

经曰:至阴者肾水也,少阴者冬脉也,其本在肾,其末在肺,皆积水也。又曰:肾者胃之关也,关门不利,故聚水而从其类也。上下溢于皮肤,故跗肿腹大,上为喘呼,不得卧者,标本俱病也。丹溪云:惟肾虚不能行水,脾虚不能制水,胃与脾合,又胃为水谷之海,因虚而不能传化,肾水泛滥,反得以浸渍脾土,于是三焦停滞,经络壅塞,水渗于皮肤,注于肌肉而发肿也。其状目胞上下微起,肢体重着,喘咳怔忡,股间清冷,小便涩黄,皮薄而光,手按成窟,举手即满是也……真阳虚者,朝用八味地黄丸,夕用补中益气汤。

——《保婴撮要·卷九·肿胀》

一小儿伤食膨胀,服克伐之剂,小便涩滞,改服五苓散,小便益闭,四肢顿肿。余谓脾胃虚寒,不能通调水道,下输膀胱故也,朝用加减金匮肾气丸,夕用补中益气汤而愈。

——《保婴撮要·卷九·肿胀》

一小儿患前症(肿胀),小便赤频,盗汗发热,朝间用补中益气汤,午间用五味异功散,晚间用六味地黄丸而愈。后作功课太劳,盗汗发热,用八珍汤、六味丸而痊。

——《保婴撮要·卷九·肿胀》

一小儿患前症(肿胀),饮食少思,大便不实,先用补中益气汤,又用五味异功散而愈。毕姻后复发,更手足并冷,饮食难化,或吞酸嗳腐，用六君子、炮姜而瘥。后又发，用八味地黄丸、补中益气汤而瘥。

——《保婴撮要·卷九·肿胀》

一小儿小腹胀坠，小便涩滞，午前为甚，以补中益气汤加木香与朝服，以五味异功散加升麻、柴胡与夕服，两月余而愈。后饮食失节，腹胀咽酸，用五味异功散、四味茱萸丸而瘥。毕姻后，后患如前，更恶寒腹冷，小便清频，大便不实，手足并冷，用补中益气汤、八味地黄丸而寻愈。

——《保婴撮要·卷九·肿胀》

（六）五迟五软

1. 五软

五软者，头项手足肉口是也。夫头软者脏腑骨脉皆虚，诸阳之气不足也，乃天柱骨弱，肾主骨，足少阴太阳经虚也。手足软者，脾主四肢，乃中州之气不足，不能营养四肢，故肉少皮宽，饮食不为肌肤也。口软者，口为脾之窍，上下龈属手足阳明，阳明主胃，脾胃气虚，舌不能藏，而常舒出也。夫心主血，肝主筋，脾主肉，肺主气，肾主骨，此五者皆因禀五脏之气虚弱，不能滋养充达，故骨脉不强，肢体痿弱，源其要总归于胃。盖胃水谷之海，为五脏之本，六腑之大源也。治法必先以脾胃为主，俱用补中益气汤，以滋化源。

——《保婴撮要·卷三·五软》

吴江史万湖子七岁，患吐泻，囟目顿陷，天柱骨倒，兼面赤色。余适在彼，先用补中益气汤加附子一剂，其泻止，而诸症愈。又用钱氏地黄丸料煎服顿安。

——《保婴撮要·卷三·五软》

一小儿九岁，因吐泻后，项软面白，手足并冷，脉微细，饮食喜热。余先用六君子汤加肉桂五剂，未应；更加炮姜四剂，诸症稍愈，面色未复，尺脉未起；佐以八味丸，月余面色微黄，稍有胃气矣。再用前药，又月余，饮食略增，热亦大减。乃朝用补中益气汤，食前用八味丸。又月余元气渐复，饮食举首如常。又月余而肌肉充盛，诸病悉愈。

——《保婴撮要·卷三·五软》

一小儿十二岁，疟疾后项软，手足冷，饮食少思，粥汤稍离火，食之即腹中觉冷。用六君子汤加肉桂、干姜，饮食渐加。每饮食中加茴香、胡椒之类，月余粥食稍可离火。又用前药百剂，饮食如常，而手足不冷，又月余其首能举。后饮食停滞，患吐泻，项乃痿软，朝用补中益气汤，夕用六君子汤及加减八味丸，两月余而项复举。毕姻后眼目昏花，项骨无力，头自觉大。用八味丸、补中益气汤，三月余元气复而诸症退，后每入房劳役，形气殊倦，盗汗发热，服后二药即愈。

——《保婴撮要·卷三·五软》

一小儿十五岁，手足痿软，齿不能嚼坚物，内热晡热，小便涩滞如淋。服分利之剂，小便如淋；服滋阴之剂，内热益甚；服燥湿之剂，大便重坠。余谓：此禀肾气不足，早犯色欲所致。故精血篇云：男子精未满而御女以通其精，五脏有不满之处，异日有难状之疾。老人阴已痿，而思色以降其精，则精不出而内败，小便涩痛如淋。若阴已耗而复竭之，则大小便牵痛，愈痛则愈便，愈便则愈痛，正谓此也。遂朝用补中益气汤，夕用六味丸加五味子煎服，各三十余剂，诸症渐愈。后梦遗诸症复作，手足时冷，痰气上急，用十全大补汤、加味八味丸料各八剂，二便稍利，手足稍温。仍用前二药，三月余元气渐复，饮食如常。又饮食停滞，吐泻腹痛，按之不疼，此脾胃受伤也，用六君子汤加木香、肉豆蔻治之，其吐未已，左尺右关二脉轻诊浮大，按之如无。经云：肾开窍于二阴。用五味子散四服，大便顿止。后又伤食咽酸作泻，大便重坠，朝用补中益气汤，夕用六君子汤加木香、干姜而痊。

——《保婴撮要·卷三·五软》

一小儿五岁，禀父腿软，不便于行，早丧天真，年至十七，毕姻后腿软，头囟自觉开大，喜其自谨，寓居道舍，遂朝服补中益气汤，夕用地黄丸料加五味子、鹿茸煎服，年余而健。

——《保婴撮要·卷三·五软》

2. 行迟

钱仲阳云：鹤膝者，乃禀受肾虚，血气不充，致肌肉瘦薄，骨节呈薄，如鹤之膝也。行迟者，亦因禀受肝肾气虚，肝主筋，肾主骨，肝藏血，肾藏精。血不足，则筋不荣，精不足，则骨不立，故不能行也……脾胃亏损，肾脏虚弱，寒邪所乘而膝渐肿者，佐以补中益气汤，及大防风汤。

——《保婴撮要·卷五·鹤膝行迟》

一小儿体瘦腿细，不能行，齿不坚，发不茂，属足三阴经虚也。用六味丸、补中益气汤，年余诸症悉愈。

——《保婴撮要·卷五·鹤膝行迟》

一小儿六岁，面色晄白，眼白睛多，久患下痢，忽声音不亮，腿足无力，先用四神丸止其痢，后用地黄丸加牛膝、五加皮、鹿茸补其肾，两月余渐能行，半载后，其声音亮。后停食，另用消食丸，连泻五六次，去后益频，五更清晨为甚，声音复暗，步履复难，而腿足作痛，仍服前丸，兼补中益气汤而愈。

——《保婴撮要·卷五·鹤膝行迟》

一小儿七岁，左腿自膝下至胫细小，行步无力，用地黄丸加鹿茸、五味子、牛膝为主，佐以补中益气汤，半载腿膝渐强而能步。

——《保婴撮要·卷五·鹤膝行迟》

3. 齿迟

一小儿体瘦腿细，行步艰辛，齿不坚固，发稀短少，用六味地黄丸、补中益气汤，年余诸症悉愈，形体壮实。

——《保婴撮要·卷五·齿迟》

4. 语迟

一小儿言迟泄泻，声音不亮，杂用分利清热等剂，喉音如哑，饮食少思。朝用地黄丸加五味子，夕用补中益气汤，其泻渐止。遂专服前丸，两月喉音渐响。

——《保婴撮要·卷五·语迟》

一小儿五岁不能言，咸以为废人矣，但其形色悉属肺肾不足，遂用六味地黄丸加五味子、鹿茸，及补中益气汤加五味子。两月余，形气渐健；将半载，能发一二言；至年许，始音声如常。

——《保婴撮要·卷五·语迟》

（七）气血精津液疾病

1. 血证

巢氏云：鼻乃肺之窍，皮毛腠理，乃肺之主……颏间色赤，用四物汤加山栀；赤甚，用五淋散；小便赤色，用六味丸、补中益气汤。

——《保婴撮要·卷四·鼻塞鼻衄》

一小儿鼻衄，服止血之剂，反见便血，右腮色黄或赤。此脾气虚热，不能统血也，用补中益气汤，又用五味异功散加柴胡、升麻而愈。

——《保婴撮要·卷四·鼻塞鼻衄》

一小儿鼻衄，久不愈，四肢倦怠，饮食少思，恶风寒。此脾肺虚也，先用五味异功散，而鼻血止；又用补中益气汤，而不畏风寒；继用四君，少加柴胡、升麻而痊愈。

——《保婴撮要·卷四·鼻塞鼻衄》

一小儿禀父气不足，不时便血，用六味地黄丸、补中益气汤而愈。后因母饮酒炙煿复致前患，母服加味清胃散，子服六味地黄丸而愈。

——《保婴撮要·卷八·便血尿血》

一小儿便血，手足发热，齿龈溃臭，朝用六味地黄丸，暮用异功散加芜荑，月余渐愈，乃佐以补中益气汤而愈。

——《保婴撮要·卷八·便血尿血》

一小儿便血发热，作渴饮冷，用黄连解毒汤一剂热服，诸症顿愈。后因饮食过伤，下血甚多，发热倦怠，饮食少思，先用补中益气汤，元气复而饮食增，又用四君加升麻而愈。

——《保婴撮要·卷八·便血尿血》

一小儿便血，作渴少食，先用七味白术散，渴止食进，又用补中益气汤而瘥。后食生冷，腹胀便秘，用保和丸，二便下血，或时发搐。此脾气伤而肝火动也，用异功散加钩藤钩、柴胡而搐止，又加升麻、木香而血止。

——《保婴撮要·卷八·便血尿血》

一小儿尿血，两足发热，用六味地黄丸而愈。后患痢，久不愈，复尿血，作渴饮冷，以前丸料煎服，兼用补中益气汤而痊。

——《保婴撮要·卷八·便血尿血》

一小儿久患便血，属脾胃虚热也，诸药不应，用人参二两、炒黑黄连、吴茱萸各半两为末，米糊作丸，佐以补中益气汤顿痊。

——《保婴撮要·卷八·便血尿血》

一小儿便血，面黄腹胀，用四味肥儿丸及补中益气汤加吴茱萸制黄连、木香、芜荑，三十余剂而愈。至夏间患血痢，发热晡热，手足浮肿，仍用前药而痊。

——《保婴撮要·卷八·便血尿血》

一小儿十一岁，因劳发热，尿血，小便不利，先用清心莲子饮二剂，后用补中益气汤加山栀而痊。

——《保婴撮要·卷八·便血尿血》

一小儿便血，服寒凉药过多，腹胀，小便不利，其血益甚，余朝用补中益气汤，夕用金匮加减肾气丸而痊。

——《保婴撮要·卷八·便血尿血》

一小儿因母屡恚怒，发热吐血，或时衄，用加味小柴胡汤之类，治其母并愈。后其母因劳役兼怒气，致儿患惊搐，或用抱龙丸，又加吐血，予以加味逍遥散，母子并愈。阙后乳母仍劳役发热，此儿即惊搐，或吐血、或衄血，母用补中益气汤，子用犀角地黄汤顿愈。

——《保婴撮要·卷九·吐血》

一小儿十四岁，发热吐血，属足三阴虚，余谓宜补中益气以滋化源。不信，仍用寒凉降火，前症愈甚。或谓曰：小儿未有室，何肾虚之有？参、芪补气，奚为用之？余述：丹溪先生云：肾主闭藏，肝主疏泄，二脏俱有相火，而其系上属于心。心为君火，为物所感，则相火翕然而起，虽不交会，而其精亦暗耗矣。又褚氏云：男子精未满而御女，以通其精，则五脏有不满之处，异日有难状之疾。正此谓也。遂用补中益气汤及六味地黄丸而瘥。

——《保婴撮要·卷九·吐血》

2. 汗证

自汗者，汗无时而自出也……饮食劳倦者，补中益气汤……手汗者，补中益气汤。

——《保婴撮要·卷十·自汗》

一小儿四岁，因惊自汗，左关无脉，以此为忧。余曰：肝主惊，此禀肝气不足，因惊则气散，脉必在臂腕。于尺部尽处候之，果得。用补中益气汤、六味地黄丸，半载脉复本位。其脉在合谷之间者，皆自幼被惊而然也。

——《保婴撮要·卷十·自汗》

一小儿五岁，因惊自汗发热，虚证悉具，右寸脉短。此胃气复伤也，用独参汤月余，又用补中益气汤，仍佐以六君子及加味地黄汤，半载而愈。

——《保婴撮要·卷十·自汗》

一小儿自汗，目直项强顿闷。余谓肝经实热，先用柴胡栀子散，随用六味地黄丸而愈。后因惊自汗，咬牙呵欠。属肝经虚热生风，用六味地黄丸、补中益气汤而瘥。后又惊，自汗怔悸，面赤发热。悉属肝经虚热，用六味丸而愈。

——《保婴撮要·卷十·自汗》

一小儿自汗恶风，用补中益气汤加炒浮麦而止。因饮食停滞，患吐泻，用六君子汤而愈，又用四君、当归、浮麦而汗止。出痘时，自汗盗汗，用十全大补汤而痘愈。后因风咳嗽，自汗腹胀。余谓：脾肺俱虚，宜用六君、桔梗。因惑于人言，先服发表之剂，更加气喘盗汗。余用四君、五味子、炮姜，四剂不应；每剂又加人参五钱、炮姜一钱，稍止；又三剂而瘥。

——《保婴撮要·卷十·自汗》

一小儿十二岁，患盗汗，形气瘦弱，面色或赤或白，右腮白两颊赤，鼻间微青。此禀足三阴经虚也，朝用补中益气汤，夕用六味地黄丸而愈。

——《保婴撮要·卷十·盗汗》

一女子十四岁,自汗寒热,肝脉弦洪,此肝火所致,用加味逍遥散而愈。后饮食停滞,吐痰眩晕,头面不时汗出,两寸脉不及本位,用补中益气汤加半夏、蔓荆子而痊。

——《保婴撮要·卷十·盗汗》

一小儿苦盗汗,肢体消瘦,因功课劳役,更加自汗,余用补中益气、十全大补二汤而愈。次年因劳心,前症复作,更加梦遗,仍用前二汤各五十余剂而愈。毕姻后,前症俱作,手足并冷,前药又各加姜、桂一钱,数剂少应,至六十余剂而愈。因大劳,盗汗如雨,手足如冰,再以前二药加桂、附各一钱,数剂方愈。

——《保婴撮要·卷十·盗汗》

3. 虚羸

一小儿十三岁,面赤,惊悸发热,形体羸瘦,不时面白,嗳气下气,时常停食,服保和丸及清热等药。余曰:面赤惊悸,心神怯也;面白嗳气,心火虚也;大便下气,脾气虚也。此皆禀心火虚,不能生脾土之危症,前药在所当禁者。不信,又服枳术丸、镇惊等药,而诸症益甚,大便频数,小腹重坠,脱肛,痰涎,饮食日少。余先用六君子汤为主,佐以补心丸,月余饮食少进,痰涎少止,又用补中益气汤送四神而愈。

——《保婴撮要·卷九·虚羸》

一小儿脾气虚弱,饮食停滞,发热作渴,服泻黄散,不时下痢,余先用保和丸二服而愈;但不食恶心,面青手冷,又用六君、柴胡、升麻四剂,面色萎黄,食进手温,惟形体羸甚,倦怠发热,小腹重坠,肛门脱出,用补中益气汤加半夏、肉豆蔻,二剂而安。

——《保婴撮要·卷九·虚羸》

一小儿五岁,形气虚羸,睡中咬牙,夜间遗尿,日间频数。余以为禀肾气不足,用补中益气汤加补骨脂、地黄丸加鹿茸,以补脾肾而痊。

——《保婴撮要·卷九·虚羸》

一小儿年十一岁,面白或赤,足软不能久行,用地黄丸加鹿茸，年许而瘥。毕姻后，两目羞明，两足仍软，用前丸及补中益气汤而痊。

——《保婴撮要·卷九·虚羸》

一小儿形瘦，不时咳嗽，自用参苏散一剂，更加喘急惊搐，面白或黄。余谓：此禀脾肺不足，而形气虚羸，因前剂峻利，外邪虽去而肺气益虚，肺虚则宜补脾。先用异功散加桔梗、钩藤钩一剂，痰喘顿定，乃去桔梗，加半夏、当归，再剂惊搐亦去，又加酸枣仁治之而安。年十五岁，发热痰盛，作渴面赤，形体羸瘦，用地黄丸加五味子及补中益气汤，各百余剂，而形气渐壮。若认为阴火，用黄柏、知母等药，复伤生化之源，其亦不治者矣。

——《保婴撮要·卷九·虚羸》

一小儿停食发热，服芩、连、三棱等剂，饮食日少，胸腹膨胀，肢体羸瘦。余谓脾虚饮食停滞，元气复伤，先用补中益气汤加木香、钩藤钩数剂渐愈；又用六君、炮姜，调理而安。

——《保婴撮要·卷九·虚羸》

一小儿十五岁，用心太过，两足发热，日晡益甚。服人参固本丸之类，热益甚，痰涎上涌，体倦更唾痰；服化痰滋阴之剂，痰热益甚，更头目眩晕，体倦少食。请余治，仍欲清热化痰滋阴。余曰：两足发热，肾经阴虚也；痰涎上涌，肾不能摄也；头目眩晕，胃气不能上升也。此禀赋不足，劳疫过度而然耳。遂朝用补中益气汤，夕用加减八味丸，元气渐复，诸症渐愈。但用心于功课，即头晕发热，用前药即愈。毕姻后，诸症复作，服前药半载而痊。后再发，更大小便牵痛，用补中益气汤、八味地黄丸、独参汤而得生。

——《保婴撮要·卷九·渴症》

4. 渴症

一小儿吐泻后，患渴症，饮食少思，肌体消瘦，用七味白术散，渴渐止；五味异功散加升麻，饮食渐进；又用补中益气汤，肌肉顿生。

——《保婴撮要·卷九·渴症》

一小儿面目色白，患渴症，唾痰发热，服清热化痰之药，大便洞泻，小便频数。此脾胃虚而复伤也，朝用补中益气汤，夕用四神丸，诸症渐愈，又佐以六味地黄丸而愈。

——《保婴撮要·卷九·渴症》

（八）疳证

陈工部长孙，腹内一块，小便不调，或用行气破血等药，发热口干，体瘦懒食，面黄兼青，几成瘵症，以补中益气汤煎送大芦荟丸四服，又用前汤加车前子煎送六味丸四服，又用清肝生血之药而痊。

——《保婴撮要·卷八·疳证》

一小儿患瘰疬，小便频数，两目连札，作呕少食，泄泻后重，用补中益气汤、六味地黄丸渐愈，佐以芦荟丸而痊。

——《保婴撮要·卷八·疳证》

（九）其他疾病

1. 肛门作痒

一小儿十三岁，肛门作痒，或脱出，或大便血，遍身生疮，发热作渴，腹大青筋，用大芦荟丸、五味异功散，其疮渐愈；佐以补中益气汤，热渴渐止，肛门悉愈；又用异功散为主，佐以补中益气汤加吴茱萸所制黄连治之而血愈。

——《保婴撮要·卷八·肛门作痒》

2. 蛔虫

一小儿病后吐水，心间作痛，余谓胃气虚寒，用五味异功散而愈。后每吐，凡患病，饮食不进，手足并冷，即吐水心痛，余用前散加升麻、柴胡即愈。或用逐虫之剂，前症益甚，更加腹痛重坠，余用补中益气汤加炮姜，治之而愈。

——《保婴撮要·卷九·蛔虫》

3. 中暑

脾为太阴，位属坤土，喜燥而恶湿。故凡脾胃之气不足者，遇长夏润溽之令，则不能升举清阳，健运中气，又复少阳相火之时，热伤元气，则肢体怠惰不收，两脚痿弱，嗜卧发热，精神不足，饮食少思，口中无味，呼吸短乏气促，目中视物䀮䀮，小便赤数，大便不调，名曰注夏……治法用补中益气汤去升麻、柴胡加炒黑黄柏主之。

　　　　　　　　　　　　　　　——《保婴撮要·卷九·注夏》

　　一小儿每春夏口干发热，怠惰嗜卧，劳则头痛。服清凉化痰之药，喘泻烦躁不安；服香薷饮，脉大神思昏愦。余用补中益气汤去升麻、柴胡，加五味、麦门、炮姜，一剂未愈，又加肉桂五分即苏，更用六味丸而愈。

　　　　　　　　　　　　　　　——《保婴撮要·卷九·注夏》

　　一小儿禀脾肾虚弱，注夏发热，二便不调，朝用补中益气汤，夕用地黄丸而愈。后因乳母怒气，致儿发热惊搐，用柴胡栀子散，母子并服而瘥。

　　　　　　　　　　　　　　　——《保婴撮要·卷九·注夏》

　　一小儿禀赋肾虚，患注夏之疾，因乳母大劳，则发热益甚，用补中益气汤，令母子并服而愈。后因乳母多食高粱，又患疮疾，烦躁作渴，先用竹叶石膏汤及补中益气汤，将瘥，母着怒气，大热发搐，用柴胡栀子散、加味逍遥散而痊。

　　　　　　　　　　　　　　　——《保婴撮要·卷九·注夏》

三、小儿皮肤病

（一）发丹

1. 胎毒发丹

胎毒发丹者，因胎毒内伏，或频浴热汤，或著烘衣，或乳母饮食七情，内热助邪为患，发于头面四肢，延及胸腹，色赤游走不定。古人云：从四肢起入腹囊者，皆不治。当急令人随患处，遍咂毒血，各聚一处，砭出之，急服活命饮。惟百日内忌砭，以其肌肉难任也。若发散过剂，表虚热而赤不退者，用补中益气汤加防风、白芷。

　　　　　　　　　　　　　　——《保婴撮要·卷十一·胎毒发丹》

　　一小儿患之，赤晕走彻遍身，难以悉砭，令人咂四肢胸背数处，使毒血各凝聚而砭之，先用活命饮，米酒调二服，又以金银花、甘草节为末，用人乳汁调服渐愈。月余后，两足皆肿，仍砭之，服前药而痊。数日后，两足复赤，或用犀角解毒丸之类，致乳食不进，肚腹膨胀，此复伤脾胃而然也，敷神功散，服补中益气汤加茯苓而痊。

——《保婴撮要·卷十一·胎毒发丹》

一小儿患此，砭之而愈，但作呕不食，流涎面黄。余谓此脾气虚弱，用异功散加升麻治之，吐止食进；又用补中益气汤，涎收而安。

——《保婴撮要·卷十一·胎毒发丹》

2. 伤食发丹

伤食发丹者，因脾胃之气未充，乳食过多，不能运化，蕴热于内，而达于肌表也……一小儿停食，服通利之剂，患丹作呕腹胀。此脾气复伤也，用补中益气汤、五味异功散而愈。

——《保婴撮要·卷十一·伤食发丹》

（二）疮

1. 胎毒疮疡

一小儿，生下大腿肿寸许一块，面目色白，将期敷药而溃，脓水清稀，二期而未愈。后呵欠咬牙。此禀肾虚，朝用补中益气汤，夕用地黄丸料，与母子同服半杯，年余而愈。

——《保婴撮要·卷十一·胎毒疮疡》

2. 热毒疮疡

一小儿患之，肿焮，敷服败毒之药，肿益甚，更作呕，视其寅关脉青赤。此肝经风热之毒，中气复伤而然也。用五味异功散加柴胡、升麻，再用补中益气汤加白芷、桔梗而愈。

——《保婴撮要·卷十一·热毒疮疡》

3. 诸疳疮疥

诸疳疮疥，因脾胃亏损，内亡津液，虚火妄动，或乳母六淫七情、饮食起居失宜，致儿为患。当分其因，审其经而平之……一小儿年十五，遍身患此，腿足为甚，发热饮冷，两尺脉数洪，按之无力。此禀肾虚所致，用六味地黄丸而愈。后用心力学，复发尤甚，兼盗汗遗精，用地黄丸为主，佐以补中益气汤、八珍汤而痊。

——《保婴撮要·卷十一·诸疳疮疥》

4. 诸疳口疮

诸疳口疮，因乳哺失节，或母食膏粱积热，或乳母七情郁火所致。其症口舌齿龈如生疮状……若发热作渴，两额黧色，左尺脉数者，属肾经不足，先用六味地黄丸以生肾水，次用补中益气汤以生肺气。

——《保婴撮要·卷十一·诸疳口疮》

一小儿口疮，呕血便血，两腮微肿，唇白面青。此脾土亏损，木所乘也，朝用补中益气汤，食远用异功散而愈。

——《保婴撮要·卷十一·诸疳口疮》

经云：手少阴之经通于舌，足太阴之经通于口。因心脾二经有热，则口舌生疮也。当察面图部位，分经络虚实而药之……若因母饮食劳役者，用补中益气汤。

——《保婴撮要·卷十一·热毒口疮》

一小儿口内生疮，用寒凉之剂，更发热饮汤不绝。此中气虚寒，隔阳于外，非实热也，用补中益气汤加炮姜，一剂而愈。

——《保婴撮要·卷十一·热毒口疮》

5. 天疱疮

天疱疮状如水泡，属肺胃二经风热……一小儿患此，服败毒之剂，喘嗽唇白。此脾肺之气复伤也，先用补中益气汤一剂，诸症悉退；后加桔梗、白芷，二剂而愈。

——《保婴撮要·卷十二·天疱疮》

一小儿患此，服败毒之药，腹痛泄泻，余意脾气复伤，宜用五味异功散。不信，仍服败毒之药，后果不食，作呕流涎，泄泻后重。余先用补中益气汤，次用五味异功散而愈。

——《保婴撮要·卷十二·天疱疮》

6. 杨梅疮

一小儿原有肝疳，后染前症，脓水淋漓，腹胀呕吐，小腹重坠，余欲用补中益气汤，升补中气。不信，仍服消毒之剂，更喘嗽流涎。余谓脾气虚而肺气弱也，朝用补中益气汤，夕用五味异功散，元气渐复，乃佐以换肌消毒散，寻愈。

——《保婴撮要·卷十二·杨梅疮》

7. 黄水黏疮

一小儿患此，脓水淋漓，寒热作痛，服抱龙丸、败毒散，更加气喘等症。盖气喘发搐，乃肝火乘脾；咬牙流涎，乃脾气虚寒。遂朝用补中益气汤，夕用五味异功散，外敷立效散而愈。

——《保婴撮要·卷十二·黄水黏疮》

沈尚宝子患此，咳嗽恶寒，用大连翘饮，腹胀少食。此表症泻里，致元气复损，非其治也，用补中益气汤而愈。

——《保婴撮要·卷十二·黄水黏疮》

8. 头面疮

一小儿颏间赤色，作渴，目睛白多，面常生疮，睡而露睛。先君谓禀父阴虚，用地黄丸、补中益气汤而愈，后出痘亦无虞。设不预为调补肾气，则出痘之危，其可保耶？

——《保婴撮要·卷十二·头面疮》

一小儿患前症，头皮光急，发热作渴，小便频数。余谓此肾肝之疳也，用地黄丸为主，朝用补中益气汤，夕用五味异功散而愈。

——《保婴撮要·卷十二·头面疮》

一小儿患前症，鼻准色黄，左腮色青，食少泄泻，服犀角丸，形体瘦弱，口渴饮汤，余用补中益气汤，健其脾气，佐以四味肥儿丸，消其腑毒而愈。

——《保婴撮要·卷十二·头面疮》

9. 汤火疮

一小儿火伤足胫，专用败毒之剂，脓水淋漓，日晡肿胀。此脾虚下陷也，用补中益气汤及八珍汤而愈。

——《保婴撮要·卷十四·汤火疮》

10. 翻花疮

翻花之症，由疮疡溃后，风寒袭于患处，或肝火血燥生风，或乳母肝火生风，必致疮口胬肉突出如菌，或如指，大小长短不同。
如风邪乘袭者，先用补中益气汤加防风、天麻……如疮口不敛而恶
寒发热者，元气虚也，用补中益气汤。

——《保婴撮要·卷十四·翻花疮》

一小儿腿外廉患痛，疮口陷而色黑，翻出如菌，久而不食，此
元气虚弱，寒邪滞于患处。用十宣散加羌活、天麻，及附子饼，患
处渐赤。改用葱熨法而渐白，此寒邪去而元气虚，真气发见也，用
补中益气汤及藜芦膏而痊。

——《保婴撮要·卷十四·翻花疮》

11. 指头生疮

手指头生疮，俗名天蛇毒。然五指各有经络，拇指属手太阴
肺经，食指属手阳明大肠经，中指属手厥阴心包络经，无名指
属手少阳三焦经，少指属手少阴心经。亦有患于足者，足跗属
肝胆胃三经，大指属肝脾二经，次指属胆经，小指属膀胱经，
各当随经而治……元气下陷，重坠作痛，久而不溃者，用补中
益气汤，若服败毒散，及敷寒凉之剂，则疮口变黑，或胬肉突
出，或指皆黑。

——《保婴撮要·卷十二·天蛇毒》

（三）痈

1. 腮痈

一小儿腮间发热，手足并热，用清胃、泻黄二散而愈。后颏间
肿痛，焮连耳内。余谓：此肾经所属之地。不信，杂用降火之药，
耳出脓水，或痒或痛，稍加用心，即发热倦怠，两腿乏力。用补中
益气汤，及六味地黄丸稍愈。毕姻后，朝寒暮热，形气倦怠，足心
发热，气喘唾痰，仍用前二药，佐以六君子汤而愈。后不守禁，恶
寒发热，头晕唾痰。余谓：肾虚不能摄水而为痰，清气不能上升而
头晕，阳气不能护守肌肤而寒热。遂用补中益气汤加蔓荆子、附子
各一钱。不应，乃用人参一两，附子二钱，二剂而应，乃用十全大
补汤百余剂而痊。

——《保婴撮要·卷十三·腮痈》

一小儿腮颊肿痛,服败毒药后,耳出秽水。余谓肝肾之症,先用九味芦荟丸而瘥。毕姻后,面黄发热,用黄柏、知母等药,更胸膈痞满,食少痰壅;乃利气化痰,加噫气下气。用六君子、补中益气二汤加干姜、木香,寻愈。

——《保婴撮要·卷十三·腮痛》

2. 臂痛

一小儿臂患疮,敷寒凉之药,肿硬不消,用补中益气汤加木香、薄、桂,及如圣饼,助其阳气而消。

——《保婴撮要·卷十三·臂痛》

一小儿臂患疮,久而不敛,肌肉消瘦,日晡体热。此脾气虚而不能生肌肉也,朝用补中益气汤,夕用五味异功散,诸症渐愈,又用托里散、如圣饼而愈。

——《保婴撮要·卷十三·臂痛》

3. 臀痈

臀痈属膀胱经湿热,或禀赋阴虚……气虚,久不生肌收口,用豆豉饼及补中益气汤,培养元气。若用解热攻毒,及敷围寒冷之剂,则气血受伤,必成败症矣。

——《保婴撮要·卷十三·臀痈》

一小儿患此(臀痈),久不收敛,四围微黯,疮口黑色,脓水清稀,寒热晡热,脉浮而数,两寸按之如无。此阳气虚而阴血弱也,朝用补中益气汤,夕用异功散,半载而愈。

——《保婴撮要·卷十三·臀痈》

一小儿臀痈,久不生肌,面色萎黄,仍欲败毒以收敛。余曰:脾主肌肉,腱健则肉生。遂朝用补中益气汤,夕用五味异功散及葱熨法,脾气壮肌肉生而愈。

——《保婴撮要·卷十三·臀痈》

一小儿肿硬不消,肉色不变。此脾胃之气虚怯,不能运及患处耳。朝用补中益气汤,夕用五味异功散,以接虚怯之气,月余而消。其时同患是症,外敷寒凉之药,内服犀角丸者,无不受害。

——《保婴撮要·卷十三·臀痈》

一小儿十五岁，久不愈，发热体瘦，面白嗳气，恪服消食清热药等。余谓心火虚而脾气弱也，先用八味丸为主，佐以六君子汤、补中益气汤，寻愈。毕姻后，臀间患疽，漫肿坚硬，肉色不变，手足时冷，脉浮大，按之微细，两尺为甚，先用八味丸料四剂，又用十全大补汤，患处色正而消。

——《保婴撮要·卷十三·臀痈》

4. 腿痈

一小儿患此（腿痈），久不愈，脓水清稀，面色萎黄，腹大青筋。此脾气虚而肝所侮也，朝用补中益气汤，夕用五味异功散，元气稍复。乃佐以四味肥儿丸，及葱熨之法，两月余而愈。

——《保婴撮要·卷十三·腿痈》

5. 便痈

便痈因肝火肝疳，或禀肝经热毒……脓已溃而恶寒者，元气虚也，用补中益气汤……若禀赋怯弱，或因饮食劳倦而为患者，但用补中益气汤加射干，自消。

——《保婴撮要·卷十四·便痈》

一小儿患此久（便痈）不愈，头重胸满，饮食少思。此禀脾胃虚弱也，先用补中益气汤加蔓荆子，诸症寻愈；次用八珍汤佐以五味异功散，月余疮口渐敛；仍用十全大补汤而痊。

——《保婴撮要·卷十四·便痈》

一小儿十五岁，禀赋虚弱，因劳役过度患此（便痈），寒热如疟，用补中益气汤将愈。惑于人言，误服大黄之药，吐泻大作，手足厥冷，寒热尤甚。余用六君子加姜、桂，诸症稍愈，但赤肿不消，此欲作脓也。又数剂后，朝用益气汤，夕用大补汤，五十余剂而痊。

——《保婴撮要·卷十四·便痈》

一小儿两拗肿痛，小便不利，或赤白浊。此系肝火炽而脾气伤也，朝用补中益气汤，夕用地黄丸各数剂而愈。后因过劳，盗汗发热，两拗仍肿，用前药，佐以地黄丸而愈。

——《保婴撮要·卷十四·便痈》

一小儿每劳则两拗肿痛，小便白浊，夜间发热。此禀肝火脾虚而元气下陷也，用补中益气汤、清心莲子饮。后患下疳，用四味肥儿丸，加逍遥散而愈。

——《保婴撮要·卷十四·便痈》

一小儿十四岁，每饮食劳倦，随患寒热，两拗肿痛，服大黄之类，发搐口噤，手足并冷，良久少苏。余用大剂补中益气汤数剂而安，又二十余剂而肿痛愈。

——《保婴撮要·卷十四·便痈》

6. 肺痈

一小儿肺痈，愈后咳嗽，面色白或萎黄，手足冷，小便频，此因脾虚不能生金也。服参苏饮之类，自汗盗汗，昏愦发搐，遗尿下气，手足如冰，面色青白，此阳气脱而虚寒也。用人参一两，干姜二钱，大枣五枚，米泔煎沸，先灌一杯，将熟又灌二杯，连用二剂而苏。更朝用补中益气汤，夕用异功散而愈。

——《保婴撮要·卷十四·肺痈肺痿》

（四）瘰疬

热毒瘰疬，乃手足少阳、足厥阴二经风热之症，或肝疳食积所致。其症发于项腋，或耳前后，或如贯珠。当分表里虚实……一小儿十五岁患此，恪用攻痰，前症益甚，虚症悉至，仍议前法。余曰：小便频数，肝经阴虚也；两目连札，肝经风热也；作呕懒食，胃气虚弱也；泄泻后重，脾气虚陷也。遂用补中益气汤、六味地黄丸渐愈，又用九味芦荟丸而消。

——《保婴撮要·卷十一·热毒瘰疬》

一小儿项间及四肢结核，久溃不敛，形体骨立，大便不调，小便频数。此肝脾疳证，用九味芦荟丸、补中益气汤而愈。

——《保婴撮要·卷十一·热毒瘰疬》

一小儿十四岁患此（热毒瘰疬），脓水清稀，肌体骨立，晡热盗汗，口干咳痰。此肾水不能生肝木也，用六味地黄丸、补中益气汤。三月余，元气渐复，佐以四味肥儿丸而愈。毕姻后，唾痰体倦，发热作渴，此脾肺虚，不能生肾水，水泛而为痰，用地黄丸、补中益气汤而痊。

——《保婴撮要·卷十一·热毒瘰疬》

一小儿患此（热毒瘰疬），服化痰散坚之药，面色赤白，少阳三焦部分见青筋，又目札出泪。此肝胆风热所致，脾土虚而肝木所侮也，先用补中益气汤、柴胡清肝散加芜荑，核渐消，佐以五味异功散加芜荑而愈。

——《保婴撮要·卷十一·热毒瘰疬》

一小儿九岁患此（热毒瘰疬），面色常青，肿硬不溃，肉色不变，乃伐肝化痰。余曰：常调补肝脾。不信，果虚症蜂起，复请治，仍欲伐肝。余曰：面带青色，肝虚而本色见也；面色变白，肺虚而本色见也；痰涎上涌，脾虚而不能摄也；两目连札，肝血虚而生风也。经云：胃为五脏之本。当先救胃气。遂用五味异功散加升麻、柴胡，元气稍复；乃朝用补中益气汤，夕用五味异功散，佐以九味芦荟丸，面色始黄，而核渐消；又以四味肥儿丸，间服地黄丸而愈。

——《保婴撮要·卷十一·热毒瘰疬》

（五）惊风结核

一小儿因惊，项间结核，目札唇动，摇头抽搐。此风木凌于脾土也，用皂角子丸、补中益气汤渐愈，又用九味芦荟丸而痊。

——《保婴撮要·卷十一·惊风结核》

一小儿每受惊，项间结核，发热减食，睡间四肢微搐。此肝木侮脾土也，用五味异功散加柴胡、升麻、钩藤钩随愈。毕姻后，腿臂腕间结核，误服行气破血药，腿臂筋挛，肌体消瘦如瘵症。余考绩到京，用地黄丸生肝肾之血，佐以补中益气汤，补脾肺之气而愈。

——《保婴撮要·卷十一·惊风结核》

（六）流注

小儿流注，乃气流而注，血滞而凝，元气不足之症也。或因闪跌堕伤，或因肝火气逆，或因六淫内侵，或因脾虚食积，或因禀赋所致，结于四肢节体，患于胸腹腰臀，或结块，或漫肿，或作痛。悉用葱熨之法，须固元气为主……一小儿九岁患此，久不收敛，或咳嗽，或寒热，皆服清气化痰之药，前症益甚，至夜作喘口开，彻夜不寐，手足并冷，药饵到口即呕。余谓：悉因脾气虚甚所致。先以人参、白术各五钱，炮姜五分，以米汤煎之，时灌数匙。次日能服一杯，次日又服一剂，诸症渐愈。至十余剂后，朝用补中益气汤，夕用异功散而愈。

——《保婴撮要·卷十二·流注》

一小儿十五岁，早丧天真，日晡发热，遍身作痛，或四肢软酸，唾痰头晕。服祛湿化痰之药，腿之内外肉色肿硬而不变。因服攻毒之药，虚证蜂起。

按：褚氏云：男子精未满，而御女以通其精，五脏有不满之处，异日有难状之疾。正合此论。遂用补中益气汤及地黄丸，半年而愈。此等证候，误认为实，而用败毒之药者，必致不救。

——《保婴撮要·卷十二·流注》

（七）皮肤类疾病

1. 赤白游风

赤白游风，属风热血热，盖血得热而游走耳。白属气分，赤属血分。或因腠理不密，风热相搏，怫郁而成，或因乳母食膏粱厚味所致……胃气虚弱者，用补中益气汤加羌活、防风，或消风散。

——《保婴撮要·卷十二·赤白游风》

2. 发斑

一小儿患斑发热，体倦少食。此脾肺气虚，外邪相搏也，先用消风散二剂，随用补中益气汤加茯苓、芍药而愈。

——《保婴撮要·卷十二·发斑》

一小儿患斑，作痛热渴，服发表之剂益甚，形气倦怠，脉浮而数。此真气复损而然耳，遂用人参安胃散、补中益气汤而愈。

——《保婴撮要·卷十二·发斑》

一小儿素面白，患疹作痒，鼻塞流涕，咳嗽不止，用败毒散，脓水淋漓，恶寒喘急朝寒暮热。余谓脾肺之气复伤耳，用补中益气汤稍愈；佐以五味异功散而愈。

——《保婴撮要·卷十二·发斑》

（八）鹤膝风

鹤膝风者，其腿渐细，其膝愈粗，状如鹤膝，是以名之。此因禀肾经不足，外邪所乘而患之。初则膝内作痛，外色不变，伸屈艰难。若一二月间，焮肿色赤而作脓者，可治；肿硬色白而不作脓者，难治。初起者，用大防风汤为主，佐以益气养荣汤。脓成者，用补中益气汤为主，佐以大防风汤。切勿用十宣、流气等药。若不溃不敛，或发热等症者，须调补脾胃为善，否则必变败症矣。

——《保婴撮要·卷十三·鹤膝风》

一小儿九岁，患此（鹤膝风）作痛，用葱熨法及大防风汤，肿起色赤。用仙方活命饮、补中益气汤间服，肿渐消；又以独活寄生汤与补中益气汤间服，二三日用葱熨一次，至两月余而消。

——《保婴撮要·卷十三·鹤膝风》

一小儿患此（鹤膝风），大溃不敛，体倦食少，口干发热，日晡尤甚。此脾气虚甚也，用补中益气汤五剂，以补元气；乃用大防风汤一剂，以治其疮。如是月余，诸症悉退，遂用十全大补汤，佐以大防风汤而敛。

——《保婴撮要·卷十三·鹤膝风》

（九）下疳阴瘘

黄宗伯季子初生时，母弃于水，逾日不死，复收之，遂成喘嗽，颔腋臂股各结块核，溃而色紫，误触之痛彻于心，服辛温化毒等剂不应，时已弱冠。余曰：初生喘嗽者，形寒伤肺也；既长而咳嗽者，肝火刑肺也，故结核俱在肝胆部分。始用补中益气汤，后用九味芦荟丸，不月诸症悉愈。此禀母之肝火而患也。

——《保婴撮要·卷十四·下疳阴瘘》

一小儿下疳溃烂，发热作渴，日晡尤甚。此肝疳而脾气虚也，用补中益气汤，后用九味芦荟丸，诸症悉愈。

——《保婴撮要·卷十四·下疳阴瘘》

一女子十五岁，面青善怒，体瘦作渴，天癸未至，不时寒热，口舌生疮，后患阴疮湿痒，无寐善惊。此禀肝脾虚羸之变症也，当先救脾气。遂朝用补中益气汤，夕用加味归脾汤，诸症渐愈，却佐以九味芦荟丸而痊。

——《保婴撮要·卷十四·下疳阴痿》

（十）多骨疽

多骨疽由疮疡久溃，脾胃亏损，气血不能营于患处，邪气陷袭，久而筋烂骨腐，故骨脱出，非禀胎所有也……一小儿足内患之，日流清脓，恶寒发热，大便去而不了。皆元气虚而下陷也，先用补中益气汤加干姜、肉桂，诸症渐复。乃用十全大补汤及如圣饼，出碎骨而愈。

——《保婴撮要·卷十四·多骨疽》

一小儿臀患之，时出清脓，恶寒发热。此元气虚也，朝用补中益气汤，夕用四君、归、芪，半载常出细骨一块，又用六味丸而愈。

——《保婴撮要·卷十四·多骨疽》

（十一）外科疾病兼症

1. 呕吐

一小儿手患疮，作呕流涎，面色萎黄。余谓脾气虚寒，遂用六君、干姜、木香而呕止，又用补中益气汤而涎止，不数剂而疮愈。

——《保婴撮要·卷十五·作呕不止》

2. 出血

一小儿臂疮出血，脉浮大，按之无力，右寸关为甚。此脾肺气虚，不能摄血归源，先用补中益气汤而血止，又用托里散而疮愈。

——《保婴撮要·卷十五·出血不止》

3. 肌肉不生

一小儿臀痈，溃而不敛，发热作渴，小便频便，仍欲降火。余谓：此禀肾经阴虚而火动耳。用补中益气汤、加减八味丸而愈。毕姻后，臀复患痈，欲速效，服败毒散，溃而发热，脉洪数而无力，肾部为甚，仍用益气汤、八味丸为主，佐以八珍汤、异功散而愈。

——《保婴撮要·卷十五·肌肉不生》

4. 发热

疮疡发热，初患乃毒气所，已成乃内焮作脓，已溃乃血气亏损，不可概行败毒，以伤元气。盖未成者当分邪之在表在里，将成者当分邪之可攻可补，已成者当分脓之作与未作，脓已成者当分脓之浅深高漫，脓已溃者当分痛之止与不止……午前发热者，阳气虚也，用补中益气汤……日晡恶寒发热者，阳气下陷于阴分也，用补中益气汤……恶寒发热者，肺气虚也，补中益气汤，或四君、黄芪、当归主之。

——《保婴撮要·卷十五·发热不止》

5. 便秘

一小儿臂痈肿痛，大便干涩，用泻黄散，但面色萎黄。此脾经气血虚也，先用补中益气汤加熟地黄，两月余大便渐利，恶寒发热。此邪气去而真气虚也，用托里散、八珍汤而瘥。

——《保婴撮要·卷十五·大便不通》

一女子患流注，大便不通，干涩，色赤或黄，头晕恶寒。此脾肾气虚而血弱也，用补中益气汤加桃仁、杏仁、麻子仁而大便润，去三仁加蔓荆子而头晕愈，又用托里散而疮痊。

——《保婴撮要·卷十五·大便不通》

一小儿臂痈，溃而大便不利，或利而后重，或虚坐努力。余谓：脾气亏损，用补中益气汤。不悟，仍用下利之药，吃逆腹痛而殁。

——《保婴撮要·卷十五·大便不通》

6. 泄泻

一小儿十五岁，已近女色，患此，服十宣散，久不愈。余谓：当大补元气。不信，致恶寒发热，或作渴唾痰，或头目眩晕，或手足发热，后大小便牵痛，形体骨立。余谓：此精血未满而亏损所致。用补中益气汤、加减八味丸，日以人参二两煎汤代茶，三月余而愈。

——《保婴撮要·卷十五·大便不止》

一小儿十五岁，腿痈将愈而作泻，余用补中益气汤，及六君子汤而愈。后因功课劳神，饮食失节，或时复泻。余谓：胃气未复，仍用前药。不信，另服消导之药，泄泻不止而殁。夫胃气和平，饮食入胃，精气则输于脾土，归于肺，行于百脉，而成荣卫。若饮食一伤，起居不时，损其胃气，则上升精华之气，反下降而飧泄，非升阳补气，决不能愈。

——《保婴撮要·卷十五·大便不止》

7. 癃闭

一小儿患便痈，误服败毒之剂，亏损元气，不能成脓，余用托里之药溃之而愈。后小便不利，面色萎黄，四肢时冷。余谓：脾肺气虚，不能下输膀胱，用补中益气汤。不信，另服渗利之药，呕吐腹痛，手足并冷。余先用四君、姜、桂，再用补中益气汤之类，元气渐复，小便渐利。

——《保婴撮要·卷十五·小便不通》

一小儿患腹痛，溃而脓清不敛，面色青黄。余谓肝木侮脾土，用六君、柴胡、升麻，及补中益气汤之类而愈。后小便频数而少，服木通、车前之类，乃纯阴淡渗之味，善伤阳气。经曰：无阳则阴无以生，无阴则阳无以化。非纯补气之药不救。不信，后果殁。

——《保婴撮要·卷十五·小便不通》

8. 疮疡尿频

疮疡小便不止，有膀胱气虚而不能禁止者，有膀胱虚热而自遗者，有肺经传热遗于膀胱而然者，有肺虚不能生肾而然者，有禀肾虚早近女色而然者……早近女色，而小便不止，或大小便牵痛者，乃肾肝亏损所致，作渴饮冷，属虚热，用六味丸、补中益气汤。

——《保婴撮要·卷十五·小便不止》

一小儿流注久溃，面白时咳，脓水清稀，小便短少，或如淋不止。余谓脾肺气虚不能生肝肾而然，用补中益气汤、六味地黄丸为主，佐以托里散而渐愈，又间用豆豉饼而敛。

——《保婴撮要·卷十五·小便不止》

一小儿鹤膝风久溃，小便频数，后淋沥不止，面色黑或㿠白，饮食少思，四肢倦怠。此肾之脾胃虚也，朝用补中益气汤，夕用五味异功散，饮食渐加，肢体渐健，却用地黄丸而愈。

——《保婴撮要·卷十五·小便不止》

9. 口渴

疮疡作渴，当分经络所属，及血气虚实而治……右关脉数而无力者，胃虚津液短少也，用补中益气汤。

——《保婴撮要·卷十五·作渴不止》

一小儿患瘰疬，面赤作渴。余谓肝肾虚热，用加减八味丸、补中益气汤、六味地黄丸，月余诸症顿愈，佐以九味芦荟丸而愈。

——《保婴撮要·卷十五·作渴不止》

10. 疮疡

疮疡之症，齐氏、陈氏有五善七恶之论……喘粗气短，恍惚嗜卧者，属脾肺虚火，四恶也，六君子加姜枣；未应，用补中益气汤加麦门、五味……溃后肩背不便，四肢沉重者，属脾胃亏损，五恶也，补中益气汤加山茱萸、山药、五味子；如不应，用十全大补汤加山茱萸、山药、五味子……声嘶色败，唇鼻青赤，面目浮肿者，脾肺俱虚，七恶也，用补中益气汤加姜、枣；未应，加附子。

——《保婴撮要·卷十五·五善七恶》

一小儿胁肿一块，敷寒凉之药，益加肿硬，腹中阴冷。余谓：肌肉受寒而患处肿硬，脾气受寒而腹中阴冷，当急温补脾气。不信，仍服前药，加腹痛泄泻，手足并冷。余曰：变阳气虚寒之恶症。用五味异功散加姜、桂，二剂诸症渐愈。乃去二味服之，外用葱熨之法，患处微肿色赤。此阴气散而阳气至，遂朝用补中益气汤，夕用异功散而消。

——《保婴撮要·卷十五·五善七恶》

（十二）外伤类疾病

1. 跌扑外伤

一小儿伤足，内溃成脓，食少恶心，此脾胃气虚而成痰也。用六君子汤，饮食顿进，脓亦外泄。但体倦晡热，朝用补中益气汤，夕用五味异功散，及间服八珍汤而垂愈。后因饮食失宜，发热，患处大溃出脓，口噤振颤，或瘛疭流涎。余谓胃气虚肝火内动，外用独参汤四剂，仍如前，朝服补中益气汤，夕服五味异功散加柴胡、升麻，元气渐复，佐以托里散而疮敛。

——《保婴撮要·卷十六·跌扑外伤》

一小儿伤臁，青肿不消，面色萎黄，仍欲行气破血。余谓：此因脾气复伤，血滞而不行也。不信，乃服破血之剂，饮食不进，寒热如疟，余朝用补中益气汤，夕用八珍汤及葱熨法而愈。

——《保婴撮要·卷十六·跌扑外伤》

一小儿臂骨出骱接入，肿痛发热，用葱熨法及异功散加柴胡、续断、骨碎补四剂，又用补中益气汤而痊。

——《保婴撮要·卷十六·跌扑外伤》

一小儿跌伤，臂骨出骱，翌日接入，肿痛发热不食，用葱熨法其痛即止；又用六君、黄芪、柴胡、桔梗、续断、骨碎补，而食进肿消；又用补中益气汤加麦门、五味，数剂热退而愈。

——《保婴撮要·卷十六·跌扑外伤》

一小儿闪臂肿痛，发热恶寒，饮食少思，余谓脾胃气虚而壅肿也，朝用补中益气汤，夕用五味异功散，间服八珍汤，三月形气渐充而愈。

——《保婴撮要·卷十六·跌扑外伤》

一小儿跌扑腹痛，作呕恶心，气口脉大。此饮食停滞也，用保和丸二服，吐出酸食，恶寒发热，倦怠不食。此脾胃伤也，先用六君子汤，次用补中益气汤，间服而愈。

——《保婴撮要·卷十六·跌扑内伤》

2. 腹破肠出

一小儿伤腹，发热作呕㽲痛。外敷内服皆止痛清热之剂，日晡益甚。余谓脾经气血益虚，朝用补中益气汤，夕用四物、参、芪、归、术，诸症渐愈，乃用托里散，疮口自敛。

——《保婴撮要·卷十六·腹破肠出》

一小儿胁伤成疮，脓清不敛，寒热作渴。余朝用补中益气汤培益脾气，夕用六味地黄丸滋补肝血渐愈，却用托里散、异功散，而肌肉自生。

——《保婴撮要·卷十六·腹破肠出》

3. 阴囊被伤

一小儿阴茎被伤断而皮相连，寒热作痛，血出不止，余谓：急当剪去，调补肝肾二经，则热自安，痛自止矣。遂用补中益气汤加麦门、五味子而愈。

——《保婴撮要·卷十六·阴囊被伤》

4. 外伤不愈

伤损之症，皆肝经主之……若脓出不止，疮口白而肉突者，气虚而寒邪外凝也，用补中益气汤。

——《保婴撮要·卷十六·金木所伤》

一小儿伤手，肿不消，日出脓水少许，饮食不思，发热恶寒，面色萎黄。此脾胃气虚也，朝用补中益气汤，夕用五味异功散加升麻，月余渐愈。因饮食停滞，服克伐之剂，患处漫肿，更作呕恶寒，余谓脾胃复伤，用六君子汤加升麻、柴胡治之而愈。

——《保婴撮要·卷十六·金木所伤》

一小儿伤内臁成疮，色黯久而不愈，此肝脾气血虚也，先用补中益气汤，后用八珍汤加柴胡、升麻渐愈，再用地黄丸而痊愈。

——《保婴撮要·卷十六·金木所伤》

四、痘疹

（一）痘疹泄泻

若欲泻不泻，脾气虚而下陷也，用补中益气汤加肉豆蔻。

——《保婴撮要·卷十七·泄泻咬牙作渴之症》

一小儿痘后作泻久不愈，而肌体骨立。此脾肾虚弱也，用二神丸、五味异功散渐愈。因停食吞酸作泻，肚腹重坠，此脾气下陷也，先用补中益气汤为主，佐以五味异功散渐愈；又用参芪四圣散、托里散，治其疮而痊。

——《保婴撮要·卷十七·泄泻咬牙作渴之症》

一小儿痘疮将愈，清晨泄泻，饮食不化。余以为肾泻，朝用补中益气汤，夕用二神丸而愈。

——《保婴撮要·卷十七·泄泻咬牙作渴之症》

（二）痘疮发热

一男子出痘，色紫作渴饮水，腰痛足热耳聋，此禀肾气不足，用加减八味丸料煎与恣饮，热渴顿止，佐以补中益气汤加五味子、麦门冬，滋其化源而愈。

——《保婴撮要·卷十七·痘疮发热属阴属阳之异》

一小儿痘，咽痛足热，余谓：此禀足三阴虚而无根之火上炎也，古人有云，痘归肾经，必不可救，当用壮水之剂，亦有生者。奈彼不悟，翌日果腰痛咽哑，始信余言，乃用大剂地黄丸料加五味子，并补中益气汤而愈。

——《保婴撮要·卷十八·靥后发热咽痛不利之症》

一小儿先潮热，午前甚，面青痘赤，出而热不止，或时发搐，手足不热不冷。此阳明胃经症，为肝木所侮。先用补中益气汤加钩藤钩，四剂而热止，痘色红活。乃去钩藤钩，又四剂而贯浆，又用八珍汤而痊。

——《保婴撮要·卷十九·痘潮热》

一小儿靥后潮热，手足发冷，余谓胃气虚弱，用五味异功散，佐以补中益气汤而愈。因饮食过度，前症复作，更腹胀，大便不实，小便重坠，此脾虚也，用补中益气汤而痊。

——《保婴撮要·卷十九·痘潮热》

一小儿痘后，不时寒热噫气，饮食吞酸，服二陈、枳实、黄连，更寒热如疟，腹坠下气。此中气复伤而下陷也，朝用补中益气汤，夕用五味异功散，各加干姜、木香而愈。

——《保婴撮要·卷十九·痘潮热》

（三）痘陷不靥

一小儿十六岁，痘色白，脉虚浮，按之甚微而短，形气倦怠，饮食少思。此血气虚弱，用紫草木香散，内人参五钱十剂，色微赤；又用独参汤而贯。乃用十全大补汤、补中益气汤，共用参二斤余而靥。随入科举毕，发热，痕痒淡赤，昏倦不食，急灌以独参汤而苏，又用斤余，却用十全大补汤、补中益气汤而安。

——《保婴撮要·卷十七·顶陷灰白泻渴之症》

一小儿十五岁，因科举劳伤元气，出痘色白，贯脓不靥，眼闭昏愦，饮食与之则食，手指轻捏不冷，重按良久则冷，其脉轻诊而浮，重按如无，不及两寸。此阳气虚弱而无邪耳。用人参一两，干姜一钱，枣五枚，二日进四剂，结靥眼开。又二剂其眼常开，呻吟不绝。再剂却佐以补中益气汤，二十一日始言，但气短，云遍身痛如锥，索食，月余而靥。始末悉用前二汤，更无他饵。

——《保婴撮要·卷十七·顶陷灰白泻渴之症》

一小儿痘不结痂，发热饮汤，哽气腹胀，此脾气虚弱，用五味异功散、参芪四圣散而愈。后噫气下气，欲服枳壳之类。余谓：噫气属心火虚，下气属脾气虚。朝用六君子汤加姜、桂，夕用补中益气汤而愈。

——《保婴撮要·卷十八·不靥闷乱哽气腹胀之症》

一小儿痘不结痂，用补中益气汤、地黄丸料煎服而愈。次年毕姻后，寒热作渴，头晕，脉洪数，按之微细。此脾肾虚火上炎也，以前药各加肉桂五分，引火归经而愈。

——《保婴撮要·卷十八·不靥闷乱哽气腹胀之症》

一小儿十五岁，久而结痂，寒热往来，脉洪数，按之无力，用十全大补汤而痊。后因劳寒热复发，用补中益气汤而安。

——《保婴撮要·卷十八·不靥闷乱哽气腹胀之症》

（四）寒战咬牙

一小儿咬牙作渴，面色忽白忽赤，脉洪数按之无力，左关尺为甚，此属肾虚也，用地黄丸、补中益气汤寻愈。后因惊面青目赤，呵欠咬牙，手寻衣领，此肝经虚热，用加减八味丸料，煎与恣饮，顿安，又用补中益气汤而痊。

——《保婴撮要·卷十七·寒战咬牙饮水泻渴之症》

（五）痘疹目症

一小儿痘将靥，目不开，脉浮而无力，右关按之缓弱，此脾气虚耳，用补中益气汤加蔓荆子二剂，去蔓荆子又数剂而愈。后每劳役，目中作胀不能开合，朝用补中益气汤，夕用五味异功散而愈。

——《保婴撮要·卷十八·两目生翳痕黯凹凸之症》

（六）痘疹身痒

一小儿痘疮愈后，身痒，脓水淋漓，内热口干，用四君、归、芪，及补中益气汤，并六味地黄丸而痊。

——《保婴撮要·卷十八·作痒抓破脓水淋漓之症》

一小儿痘将靥，身痒，脉浮数，按之无力。此真气不能荣于腠理，用补中益气汤渐愈。因功课劳心，自汗，用六味汤而愈。后烦躁面赤，自汗如雨，用当归补血、十全大补二汤而愈。

——《保婴撮要·卷十八·作痒抓破脓水淋漓之症》

一小儿十六岁，第九日痘塌口干，发痒手冷腹胀。先君谓脾胃血气虚弱，用五味异功散加归、芪、姜、桂，四剂痒渐止；又用十全大补汤，六剂浆贯；用八珍汤数剂而靥。后遍身不时作痒，或痘痕色赤，用补中益气汤而痊。

——《保婴撮要·卷十九·痘痒塌》

（七）斑症

一小儿患此（斑），鼻塞声重，发热身痒，用人参消风散而表症愈，后发热，搔破脓水淋漓，脉浮大按之无力，此脾胃气虚，不能荣于腠理，朝用补中益气汤，夕用黄芪六一汤而愈。后因感冒服表散之剂，烦躁发热，面目俱赤，脉大而虚，用当归补血汤而痊。

——《保婴撮要·卷十八·斑症》

一小儿患此（斑），发热作渴，体倦头痛，人迎脉大于寸口二三倍，此风邪外伤，用补中益气汤加川芎、蔓荆子愈而自靥。

——《保婴撮要·卷十九·斑烂》

一小儿患此（斑），体倦恶寒，此脾胃气虚也，用补中益气汤，数剂而愈。后因饮食停滞，发热而痘痕复赤，先用陈皮、参、术、神曲、山楂消食，仍用补中益气汤，调补脾胃而愈。若误用败毒之剂，决不起矣。

——《保婴撮要·卷十九·斑烂》

一小儿痘愈后因劳，痘痕作痒，搔破脓水淋漓，面色㿠白，脉浮大，按之如无，余用补中益气汤渐愈。或云先攻其邪，而后补之。乃用消风散，变痉，汗出口噤而死。惜哉！

——《保婴撮要·卷十九·斑烂》

（八）痘痈

张洁古先生云：痈肿发于身前，手阳明经也，发于四肢，足阳明经也。丹溪先生云：痘痈多是余毒血热所致，当分上下用药，而以凉血为主，大便燥实加大黄。如不应，当分经络所属，血气虚实，其脓成否……若发热倦怠，大便调和，用补中益气汤；未应，亦用隔蒜灸。

——《保婴撮要·卷十八·痘疮生痈毒之症》

（九）痘风

丹溪先生曰：痘风分气血虚实，虚则黄芪生血之剂主之，佐以风药；实则白芍、黄芩为君，连翘、白芷、断续之颣为佐。窃谓：前症更当发，痘疮已出未出，已靥未靥，外邪所伤，内虚火动……或角弓反张者，水不生木也，六味地黄丸加柴胡、当归，随用补中益气汤，加天麻、钩藤钩，不可直用治风之药。盖风药能燥血散气，必验其手足冷热温和三症，而用补泻调理之法，庶无误矣。如婴儿，当审乳母而治之。

——《保婴撮要·卷十九·痘风》

（十）痘后诸证

一小儿十四岁，痘愈后，咳嗽，脉数而无力，朝用补中益气汤，夕用六味丸料，各数剂渐愈。毕姻后，咳嗽发热，仍用前药及八珍等药而痊。

——《保婴撮要·卷十九·痘咳嗽》

一小儿十四岁，痘方愈而喘促咳嗽，余谓脾肺气虚，用五味子汤而愈。后停食发热喘嗽，用五味异功散而安，用补中益气汤而痊。

——《保婴撮要·卷十九·痘喘症》

一男子出痘，愈而喘嗽面赤，服参苏饮，面色痘痕皆白，此脾肺气虚而复伤也，用补中益气、五味异功散而痊。

——《保婴撮要·卷十九·痘喘症》

一小儿痘出气喘，大便秘结，手足并热，作渴饮冷，用前胡枳壳散而安，但饮食少，面白。此邪气去而真气虚也，用补中益气汤、五味异功散而愈。

——《保婴撮要·卷十九·痘喘症》

一小儿十四岁，痘方愈而喘，手足不热，余谓脾肺气虚，用补中益气汤而愈。后停食发热，手足不冷，余谓脾气虚热而喘嗽，用五味异功散，二剂而热退；又用补中益气汤而痊。

——《保婴撮要·卷十九·痘喘症》

一男子痘愈，而喘嗽面赤。服发表之剂，喘嗽益甚，面色痘痕皆白，手足并冷，余谓脾肺之气复伤而虚寒也，用补中益气汤加干姜，一剂元气渐复，却佐以八珍汤而痊。

——《保婴撮要·卷十九·痘喘症》

一小儿痘将愈，小便不利，服五苓散之类，小便愈少，喘咳唾痰，此脾肺复伤也，先用补中益气汤二剂送滋肾丸，却用补中益气、五味异功二药而痊。

——《保婴撮要·卷二十·痘小便不利》

一小儿痘后衄血，发热则痕赤，热止则痕白，此脾胃气虚也，朝用补中益气汤加干姜，夕用五味异功散加当归而愈。

——《保婴撮要·卷二十·痘衄血吐血》

一小儿痘后衄血头晕，唇白恶心，此中气虚，而清阳不能上升也，用补中益气汤加蔓荆子稍愈，去蔓荆子，又数剂而痊。

——《保婴撮要·卷二十·痘衄血吐血》

一小儿痘后，非衄血即便血，痘痕赤白靡定，手指冷热无常，余谓此元气虚，而无根之火倏往忽来也，朝用补中益气汤，夕用五味异功散，各二十余剂而愈。后因劳心复发，仍用前二药为主，佐以十全大补汤而愈。

——《保婴撮要·卷二十·痘衄血吐血》

一小儿出痘，烦躁作渴，面赤口干，脉洪而大，按之无力，两尺为甚，此禀肾不足，阴虚而火动也，用大剂地黄丸料加五味子，煎与恣饮，诸症顿减，乃佐以补中益气汤，二剂痘齐，乃用参芪四圣散而靥。

——《保婴撮要·卷二十·痘烦躁》

一小儿两足胫内外赤肿，燃连膝上。因痘愈之后，或谓痘毒，欲用寒剂；或谓丹毒，欲砭出血。余曰：非也，此足三阳经热毒壅肿耳。况痘愈之后，元气未复，设若砭剂出血，则患处愈伤；敷贴凉药，则荣气愈滞；服败毒之药，则元气愈虚，瘀血愈凝。不信，竟用前法，果两胫溃而色黯，疮口不敛，大便去后如痢。欲用治痢之药。余曰：此因误用前法，元气复伤而下陷也，非痢非毒。遂用补中益气汤之类而愈。

——《保婴撮要·卷十五·敷寒凉药》

一小儿出痘，愈后腰足作痛，此禀足三阴虚也，用六味丸料煎服，及补中益气汤而愈。后又伤食，作泻腰痛，用四神丸、六味丸而愈。

一小儿面素白，发热作渴，或面生疮，先君谓肾虚，用加味地黄丸、补中益气汤而愈。后出痘腰痛，仍用前药而痊。次年毕姻，患肾痿而卒。

——《保婴撮要·卷二十·痘腰痛》

一小儿痘后，声喑半载，以为废人，余询之，但云头晕，其声即喑，脉浮而缓，按之不及一寸，此中气虚不能上接清阳之气耳，用补中益气汤、地黄丸俱加五味子，不半载，声音渐复。

——《保婴撮要·卷二十·痘喑》

外科病

第四章

一、痈证

（一）臀痈

臀，膀胱经部分也。居小腹之后，此阴中之阴。其道远，其位僻，虽太阳多血，气运难及，血亦罕到，中年后尤虑此患。治者毋伤脾胃，毋损气血，但当固根本为主……若阳虚不能溃，或脓清不能敛者，用补中益气汤……溃后豆豉饼，补中益气、十全大补二汤。

——《外科枢要·卷三·论臀痈》

一妇人两腿作痛，时或走痛，气短自汗，诸药不应。诊之尺脉弦缓，此寒湿流注于肾经也。以附子六物汤，治之而愈。但人谓附子有毒多不肯服，若用童便炮制，何毒之有？况不常服，何足为虑。余中气不足以补中益气汤加附子，服之三年，何见其毒也。经云：有是病，用是药。

——《外科发挥·卷三·臀痈》

一儒者臀患痈，肿焮痛甚，用活命饮、隔蒜灸而消。后因饮食劳倦，肿痛发热，恶寒头疼，用补中益气汤，频用葱熨法，两月余而消。

——《外科枢要·卷一·论疮疡泥用定痛散》

巡抚陈和峰，脾胃不健，常服消导之剂，左腿股及臀患肿。余曰：此脾气虚而下注，非疮毒也。当用补中益气，倍加白术。彼惑于众论，云白术能溃脓，乃专以散肿消毒为主，而肿益甚，体益倦。余用白术一味，煎饮而消。

——《外科枢要·卷三·论臀痈》

儒者杨启元，左臀患此，敷贴凉药，肿彻内股，服连翘消毒散，左体皆痛。余以为足三阴亏损，用补中益气汤以补脾肺，用六味丸加五味以补肝肾，股内消而臀间溃，又用十全大补汤而疮口敛。

——《外科枢要·卷三·论臀痛》

一儒者肿焮痛甚，此邪毒壅滞，用活命饮、隔蒜灸而消。后因饮食劳倦，肿痛仍作，寒热头疼，此元气虚而未能复也。与补中益气汤，频用葱熨法，两月而愈。

——《外科枢要·卷三·论臀痛》

（二）乳痈

乳房属足阳明胃经，乳头属足厥阴肝经。男子房劳恚怒，伤于肝肾。妇人胎产忧郁，损于肝脾。若焮痛寒热，当发散表邪。肿焮痛甚，当清肝消毒，并宜隔蒜灸。不作脓，或脓成不溃，托里散为主。不收敛，或脓清稀，补脾胃为主……体倦口干，中气虚也，补中益气汤。

——《外科枢要·卷二·论乳痈乳岩结核》

一妇人右乳肿，发热，怠惰嗜卧，无气以动，至夜热亦甚，以补中益气汤兼逍遥散治之而痊。

——《外科发挥·卷八·乳痈》

一儒者，两乳作痛，两胁作胀，久服流气饮，栝楼散。后左胁下结一块，肉色不变，劳则寒热，用八珍加柴胡、远志、贝母、桔梗，月余色赤作痛，脓将成矣。后针出脓碗许，顿然作呕，此胃气虚而有痰也，令时嚼生姜，服六君子汤呕止，加肉桂而疮愈。后出仕，每劳怒，胸乳仍痛，或发寒热，服补中益气汤加炒山栀即愈。

——《外科枢要·卷二·论乳痈乳岩结核》

一妇人脓清肿硬，面黄食少，内热晡热，自汗盗汗，月经不行，此肝脾气血俱虚，用十全大补加远志、贝母及补中益气，各三十余剂，外用葱熨患处，诸症寻愈。

——《女科撮要·卷上·乳痈乳岩》

一妇人脓成胀痛，余欲针之，不从，数日始针，出败脓三四碗许，虚证蜂起，几至危殆，用大补两月余而安。若元气虚弱，不作脓者，用益气养荣汤补之，脓成即针。若肿痛寒热，怠惰食少，或至夜热甚，用补中益气汤兼逍遥散，补之为善。

——《女科撮要·卷上·乳痈乳岩》

一妇人脓清肿硬，面黄少食，内热晡热，自汗盗汗，月经不行。此肝脾气血俱虚也，用十全大补加远志、贝母及补中益气，各三十余剂，外用葱熨法而消。

——《校注妇人良方·卷二十四·疮疡门·妇人乳痈乳岩方论第十四》

（三）腿痈

银台郑敬斋，腿患痈，疮口不敛。余考绩到京，请治者，皆用十宣散之类。云旬日收敛，至今未应，何也？余诊其脉浮大，按之微细，此因脾气虚弱，遂用补中益气加茯苓、半夏，壮其脾胃，不数日而疮敛矣。

——《外科枢要·卷一·论疮疡用生肌之药》

一男子腿患痈，因服克伐，亏损元气，不能成脓，余为托里而溃，大补而敛，但大便结燥，用十全大补汤加麦门、五味而润，月余仍结。惑于人言，乃服润肠丸，而泻不止。余用补中益气，送四神丸，数服而止。

——《外科枢要·卷一·论疮疡大便秘结》

一男子腿患肿，肉色不变不痛，脉浮而滑，以补中益气汤，加半夏、茯苓、枳壳、木香饮之，以香附饼熨之。彼谓气无补法，乃服方脉流气饮，愈虚。复求治，以六君子汤加芎、归数剂，饮食少进，再用补剂，月余而消。夫气无补法，俗论也。以其为病痞闷壅塞，似难于补，殊不知正气虚而不能营运，则邪气滞而为病。经云：壮者气行则愈，怯者弱者则着而为病。苟不用补法，气何由而行乎！

——《外科发挥·卷五·流注》

（四）肺痈

一儒者患肺痈，鼻流清涕，咳吐脓血，胸膈作胀。此风邪外伤也，先用消风散加乱发灰，二服而鼻利；又用四君加芎、归及桔梗汤而愈。后因劳役，咳嗽吐脓，小便滴沥，面色黄白，此脾土不能生肺金，肺金不能生肾水也。用补中益气汤、六味地黄丸而愈。

——《外科枢要·卷二·论肺疽肺痿》

一男子咳吐痰脓，胸腹膨胀，两寸与右关脉皆洪数。此火不能生土，而土不能生金也。用桔梗汤为主，佐以补中益气汤而愈。

——《外科枢要·卷二·论肺疽肺痿》

一男子用射干汤之类将愈，但气喘体倦，发热作渴，小便频数。此肺气不足，用补中益气、山药、山茱、麦门、五味。时仲夏，更以生脉散代茶饮而愈。

——《外科枢要·卷二·论胃脘痛》

一妇人，素食厚味，吐脓已愈，但小便淋沥，此肺肾气虚。用补中益气加麦门、五味，及加减八味丸而愈。若膏粱之人，初起宜用清胃散。

——《外科枢要·卷二·论胃脘痛》

（五）肠痈

一男子里急后重，下脓胀痛，此脾气下陷，用排脓散、蜡矾丸而愈。后因劳，复寒热体倦，用补中益气汤而安。

——《外科枢要·卷二·论肠痈》

（六）腹痈

上舍周一元，腹患痈，三月不愈。脓水清稀，朝寒暮热，服四物、黄柏、知母之类，食少作泻，痰涎上涌。服二陈、枳壳之类，痰涎愈甚，胸膈痞闷。谓余曰：何也？余曰：朝寒暮热，气血虚也。食少作泻，脾肾虚也。痰涌胸痞，脾肺虚也。悉因真气虚，而邪气实也。当先壮其胃气，使诸脏有所禀，而邪自退矣。遂用六君加黄芪、当归，数剂诸症渐退；又用十全大补汤，肌肉渐敛，更用补中益气汤，调理而痊。

——《外科枢要·卷二·论腹痈》

（七）囊痈

囊痈，属肝肾二经，阴虚湿热下注。若小便涩滞者，先分利以泄其毒，继补阴以令其自消。若湿热退而仍肿痛，宜补阴托里，以速其脓……体倦食少者，脾气虚热也，补中益气汤。

——《外科枢要·卷三·论囊痈》

给事陆贞山，肿赤胀痛，小便涩滞，寒热作渴，此肝肾阴虚湿热下注也。当清肝火除湿毒，遂用柴胡、炒龙胆、吴茱萸、炒黄连、当归、银花、皂角刺、赤芍药、防风、木通、甘草节，一剂肿痛渐退；少加防风、木通、川芎、茯苓作饮；下滋肾丸以补阴，其热肿俱退。但内有一条筋不消，此肝经血虚气损也。当滋肾水，用六味丸料，去茯苓加五味，二剂；再用补中益气加茯苓作饮，送滋肾丸，筋顿消而愈。

——《外科枢要·卷三·论囊痈》

知州王汝道，先晡热发热，肢体倦怠，入房则腿足酸软，足心热至腿膝，六脉洪数，两尺为甚，余以足三阴虚，欲滋补化源。彼反服苦寒降火之剂，后阴囊肿胀；用治疝之药，肿胀益甚，形气愈虚。服温补之药，肿痛上攻，小便不利，两尺脉洪滑，按之虚甚。余曰：此囊痈也，因气血虚而不能溃也。用补中益气汤加山药、山茱萸、车前子、柴胡、山栀，一剂肿胀顿消；随用六味丸料加车前、牛膝、柴胡、山栀，一剂小便渐通。乃用活命饮，与前二药消息兼用，至二十余剂，囊裂出秽脓甚多。乃用托里消毒散，六剂脓秽清；又用托里散数剂，脓水渐少；更用补阴托里散，及十全大补，五十余剂而痊。

——《外科枢要·卷三·论囊痈》

一膏粱之客，阴囊肿胀，小便不利，此中焦积热，乘虚下注。先用龙胆泻肝汤加黄柏、知母、黄连、牛膝，四剂渐愈；后用补阴八珍汤加柴胡、山栀而愈。后不守禁忌，前症复作，仍用补阴八珍汤、补中益气汤、六味丸而痊。又因劳发热，自用四物、黄柏、知母之类，虚症悉具，疮口开大。余谓：五脏气血俱虚也。朝用补中益气，夕用六君子加当归，各五十余剂，疮口渐敛；又用六味丸，调补全愈。

——《外科枢要·卷三·论囊痈》

府庠李达卿，素肾虚发热，久服黄柏、知母之类，形体渐瘦，遗精白浊，晡热唾痰。余曰：此肾水亏损，虚火内炽。用补中益气之类，加麦门、五味，前症将愈；又别用清热凉血之剂，饮食少思，唾痰不止。余以为脾肺复虚，不能摄涩归源，仍用前汤加茯苓、半夏而愈。后入房头晕，吐痰，腰骨作痛，大小便道牵痛。余曰：此精已耗而复竭所致，危殆之症也。遂朝用前汤加麦门、五味，夕用六味丸料加五味子、萆薢，五十余帖，诸症顿退。后又入房，阴囊阴茎作痛，别用淡渗之剂，阴囊内溃。余用补阴托里之剂，出脓甚多，喜肿消痛止，竟不善调养，以致大便不通，小便如淋，痰涎上涌。余曰：肾虚之症复作矣，诚为可虑。有保其可生者，用礞石滚痰丸、牛黄清心丸之类，吐痰愈加。余曰：非惟无以保其生，而反促其危矣。固辞不治，后果殁。

——《外科枢要·卷三·论囊痈》

一男子醉而入房，阴囊肿胀大如斗，小腹胀闷，小水淋赤，发热口干，痰涎壅甚，此膀胱阴虚酒毒所乘也，用六味丸料加车前、牛膝作饮，下滋肾丸，诸症顿退；再加五味、麦冬，二剂而愈。却以补中益气加麦门、五味，调理而康。若用淡渗，复损真阳，决致不起。

——《外科枢要·卷三·论囊痈》

尚书鲍希传，足发热。服四物、黄柏、知母之类，年余患囊痈。唾痰作渴饮汤，其热至膝，更加芩、连、二陈，热痰益甚。谓余曰：何也？余曰：此足三阴亏损，水泛为痰，寒凉之剂，伤胃而甚耳。遂先用补中益气，夕用六味丸，间佐以当归补血汤，半载乃愈。

——《外科枢要·卷三·论悬痈》

（八）悬痈

悬痈谓疮生于玉茎之后，谷道之前，属足三阴亏损之症。轻则为漏，沥尽气血而亡，重则内溃而即殒……脾虚者，补中益气汤。

——《外科枢要·卷三·论悬痈》

赵州守患此症（悬痈），肿多作痛，五月余矣。晡热口干，盗汗，食少体倦，气短，脉浮数而无力，此足三阴气血亏损，用补中益气加炙甘草、麦门、五味，三十余剂，食进势缓。又用六味丸料，五十余剂，脓溃疮敛；后因脓作痛少食，胁痛发热；又用前药，赖其禀实，慎疾而愈。

——《外科枢要·卷三·论悬痈》

通府张敬之患前症，久不愈。日晡热甚，作渴烦喘，或用四物汤、黄柏、知母之类，前症益甚。肢体倦、少食，大便不实，小便频数。谓余曰：何也？余曰：此脾虚之症，前药复伤而然。余遂用补中益气加茯苓、半夏，数剂饮食渐进，前症渐愈；更加麦门、五味，调理乃痊。经云：脾属太阴，为阴土，而主生血。故东垣先生云：脾虚元气下陷，发热烦渴，肢体倦怠等症，用补中益气汤，以升补阳气，而生阴血。若误认为肾虚，辄用四物、黄柏、知母之类，反伤脾胃生气，是虚其虚矣。况黄柏、知母，乃泻阳损阴之剂，若非膀胱阳火盛而不能生阴水，以致发热者，不可用也。

——《外科枢要·卷三·论悬痈》

一儒者患此（悬痈），服坎离丸，及四物、黄柏、知母之类，不应。脉浮洪，按之细微，余以为足三阴虚，用托里散，及补阴托里散渐愈；又用六味丸、补中益气汤，调补化源，半载而痊。大凡疮疡等症，若肾经阳气亢盛，致阴水不能化生，而患阴虚发热者，宜用坎离丸，取其苦寒，能泻水中之火，令阳气衰而水自生。若阳气衰弱，致阴水不能化生，而患阴虚发热者，宜用六味丸，取其酸温，能生火中之水，使阳气旺则阴自生。况此症属肾经精气亏损而患者，十有八九；属肾经阳气亢盛而患者，十无一二。然江南之人，患之多属脾经，阴血亏损，元气下陷。须用补中益气，升补阳气，使阳生而阴长。若嗜欲过多，亏损真水者，宜用六味丸，补肾经元气，以生精血；仍用补中益气汤，以培脾肺之生气，而滋肾水。经云：阴虚者脾虚也。但多误以为肾经火证，用黄柏、知母之类，复伤脾肺，绝其化源，反致不起。惜哉！

——《外科枢要·卷三·论悬痈》

上舍刘克新，溃后作痛，发热口干，小便赤涩，自用清热消毒之药，不应。左尺洪数，余以为阳气盛而阴气虚也，先用四物汤加黄柏、知母等诸剂，泻其阳气，使阴自生，服数剂诸症渐愈。后用补中益气汤、六味地黄丸，补脾肺滋肾水，而疮口愈。

——《外科枢要·卷三·论悬痈》

一儒者小便赤涩，劳则足软肿痛发热，口干舌燥，食少体倦，日晡益甚，此气血虚而未能溃也，遂用八珍加麦门、山药，倍用炙甘草，数剂诸症悉退。但患处肿痛，此脓内焮也。又五剂，脓自涌出；又五十余剂，而疮口将完。又因劳役且停药，寒热作渴，肿痛脓多，用补中益气汤加炒山栀，二剂少愈；又以八珍汤加麦门、五味百余剂，肿痛悉去。喜其慎起居，节饮食，常服补剂而安。但劳则出脓一二滴，后惑于他言。内用降火，外用追蚀，必其收敛，致患处大溃，几至不起。仍补而愈。

——《外科枢要·卷三·论悬痈》

（九）便痈

便痈，属厥阴肝经，内热外寒；或劳倦过度，或房欲不节，或欲心不遂，或强固其精，或肝经湿热而致……劳倦过度者，补中益气汤。

——《外科枢要·卷三·论便痈》

一妇人小腹内，或作痛，或痞闷，两拗肿痛，内热寒热，胸膈不利，饮食不甘，形体日瘦，此肝气滞，而伤脾气。朝用补中益气汤，夕用六味丸，渐愈，更用芦荟丸而痊愈。

——《外科枢要·卷三·论便痈》

一妇人两拗作痛，寒热内热，小便赤涩，胸胁不利，此肝火动而脾气伤。用补中益气汤加茯苓，数剂少愈；又与加味归脾汤，诸症悉退，再用加味逍遥散而痊愈。

——《外科枢要·卷三·论便痈》

一妇人阴中如梗，两拗肿痛，寒热不食，小便频数，小腹重坠，余以为肝脾郁结所致。先以补中益气汤加山栀、茯苓、车前子、青皮，以清肝火升脾气；更以加味归脾汤，二十余剂，调理脾郁而愈。

——《外科枢要·卷三·论便痈》

京台王文远，年逾四十，素劳苦，患便毒，发寒热。先以小柴胡汤加青皮，一服表证悉退；次以补中益气汤加穿山甲，二服肿去三四；更以托里之药五六服，脓成刺去，旬日而敛。

——《外科心法·卷五·便毒》

二、疮证

疮疡之症，有五善，有七恶。五善见三则瘥，七恶见四则危……喘粗气短，恍惚嗜卧者，脾肺虚火，四恶也，六君加大枣、生姜；如不应，用补中益气汤加麦门、五味……肩背不便，四肢沉重者，脾肾亏损，五恶也，补中益气汤加山茱萸、山药、五味；如不应，用十全大补汤加山茱萸、山药、五味……声嘶色败，唇鼻青赤，面目四肢浮肿者，脾肺俱虚，七恶也，补中益气汤加大枣、生姜；如不应，用六君子汤加炮姜；更不应，急加附子，或用十全大补汤加附子、炮姜。

——《外科枢要·卷一·论疮疡五善七恶主治》

疮疡之作，皆由膏粱浓味，醇酒炙煿，房劳过度，七情郁火，阴虚阳凑，精虚气节，命门火衰，不能生土；荣卫虚弱，外邪所袭，气血受伤而为患。当审其经络受证，标本缓急以治之。若病急而元气实者，先治其标；病缓而元气虚者，先治其本；或病急而元气又虚者，必先于治本，而兼以治标。大要肿高骨痛，脓水稠黏者，元气未损也，治之则易。漫肿微痛，脓水清稀者，元气虚弱也，治之则难。不肿不痛，或漫肿黯黑不溃者，元气虚甚，治之尤难者也……食少体倦，脾气虚也，补中益气加茯苓、半夏。喘促咳嗽，脾肺虚也，补中益气汤加麦门、五味……喘嗽淋秘，肺肾虚火也，补中益气汤，加减八味丸。

——《外科枢要·卷一·论疮疡当明本末虚实》

夫肌肉者，脾胃之所主。收敛者，气血之所使。但当纯补脾胃，不宜泛敷生肌之剂……食少体倦，脾气虚也，补中益气汤。

——《外科枢要·卷一·论疮疡用生肌之药》

疮疡大便泄泻，或因寒凉克伐，脾气亏损；或因脾气虚弱，食不克化；或因脾虚下陷，不能升举；或因命门火衰，不能生土；或因肾经虚弱，不能禁止；或因脾肾虚寒，不能司职……脾虚下陷，用补中益气，送二神丸。

——《外科枢要·卷一·论疮疡大便泻利》

疮疡，小便淋漓频数……若小便短而少者，宜用补中益气加山药、麦门、五味，以补脾肺。

——《外科枢要·卷一·论疮疡小便淋漓频数不利》

疮疡作渴……漫肿微痛者，气血虚壅也，用补中益气汤……若因胃气虚而不能生津液者，用补中益气汤……苟能逆知其因，预服加减八味丸、补中益气汤，以滋化源，可免后患。

——《外科枢要·卷一·论疮疡作渴》

疮疡出血，因五脏之气亏损，虚火动而错经妄行也，当求其经，审其因而治之……脾肺气虚，用补中益气加五味子。

——《外科枢要·卷一·论疮疡出血》

《内经》云：形伤痛，气伤肿，先肿而后痛者，形伤气也。先痛而后肿者，气伤形也。东垣先生谓：胃为五脏之本源，人身之根蒂。丹溪先生云：痈疽因积毒在脏腑，宜先助胃壮气以固其本。夫然则气血凝结者自散；脓瘀已成者自溃；肌肉欲死者自生；肌肉已死者自腐；死肉已溃者自敛。若独攻其疮，脾胃一虚，七恶蜂起，其不死者，幸矣！大凡前症，须用托里消毒散为主……饮食少思，而不敛，胃气虚也，去三味，加参、芪。如不应，暂用补中益气汤……口干舌燥，肾气虚也，去三味，加熟地、山茱、山药。如不应，兼六味丸。又不应，佐以补中益气汤……食少体倦作渴，胃气虚也，去三味，加参、芪、白术。如不应，暂用补中益气汤。体倦头痛，或眩晕，中气虚也，去三味，加柴胡、升麻。如不应，暂用补中益气汤加蔓荆子……忿怒胸痞，肝气滞也，去三味，加桔梗、山栀。如不应，暂用补中益气汤，加桔梗、枳壳……体倦寒热往来，肝脾气滞也，去三味，加参、芪、归、术。如不应，暂用补中益气汤……畏寒或寒热往来，胃气虚也，去三味，加参、苓、白术、升麻。如不应，暂用补中益气汤。

——《外科枢要·卷三·论疮疡随症加减用药》

（一）耳疮

阁老翟石门子，耳下作痛，内服外敷，皆寒凉败毒，更加肿痛，项间肿硬，肉色如故，内炊连胸。余适考满到京，邀视之。虽肿坚而脉滑数，此脓内溃也，虽足三阳，热毒之症，为寒凉凝结，不能外溃，先用六君子、补中益气各二剂，谓补脾胃，升发阳气，患处亦软，针出瘀脓甚多，仍服至数剂而愈。

——《外科枢要·卷一·论疮疡围寒凉之药》

文选姚海山，耳根赤肿，寒热作痛，此属三焦风热也。但中气素虚，以补中益气加山栀、炒黄芩、牛蒡子治之而愈。

——《外科枢要·卷二·论耳疮》

一妇人因怒发热，每经行即两耳出脓，两太阳作痛，以手按之，痛稍止。怒则胸胁乳房胀肿，或寒热往来，或小便频数，或小腹胀闷，此皆属肝火血虚也。先用栀子清肝散二剂，又用加味逍遥散数剂，诸症悉退；又以补中益气加五味而全愈。

——《外科枢要·卷二·论耳疮》

一妇人经行后，因怒气劳役，发热寒热，耳内作痛，余以经行为血虚，用八珍汤加柴胡。怒气为肝火，用加味逍遥散。劳役为气伤，用补中益气汤加山栀而愈。

——《外科枢要·卷二·论耳疮》

有人因劳倦，耳下炊肿，恶寒发热，头疼作渴，右手脉大而软。此不足证也，当服补中益气汤。彼反用发表药，遂致呕吐，始悟。予以六君子汤治之，更服补中益气汤而愈。

——《外科心法·卷三·胃寒作呕》

（二）疔疮

吴庠盛原博，掌后患疔，红丝至腕，恶寒发热，势属表症，与夺命丹一服，红丝顿消；又用和解之剂，大势已退。彼别服败毒药，发热口干，红丝仍见，脉浮大而虚，此气血受伤而然，以补中益气汤主之而愈。盖夺命败毒，性尤猛烈，疮邪已散而复用之，是诛伐太过，失《内经》之旨矣。

——《外科枢要·卷一·论疮疡轻症用重剂》

长洲庠苏子忠，鼻梁患之，症属表邪，但气血俱虚，不胜发散，遂用补中益气为主，佐以防风、白芷而愈。

——《外科枢要·卷二·论疔疮》

一男子小指患之，或为针刺出血，敷以凉药，掌指皆肿三四倍，色黯神昏，此邪气郁遏。余先以夺命丹一服，活命饮二剂，稍可。余因他往，或为遍刺其手，出鲜血碗许，臂肿如瓠，指大数倍，用大剂参、芪、归、术之类，及频灸遍身而肿消。但大便不实，时常泄气，此元气下陷，以补中益气加骨脂、肉蔻、吴茱、五味；又日以人参五钱，麦门三钱，五味二钱，水煎代茶饮；又用大补药，五十余帖而愈。设此症初不用解毒之剂，后不用大补之药，死无疑矣。

——《外科枢要·卷二·论疔疮》

（三）天疱疮

一儒者患前症（天疱疮），先玉茎作痒出水，后阴囊、股内、小腹、胁、臂，发小瘰，或干脓窠，误服祛风等药，肢体倦怠，恶寒发热，饮食渐减，大便不实。左尺洪数，左关弦数，右关浮缓，按之微弦。余曰：此患属肝胆经也。左关脉弦，左尺脉浮数者，肾水少而虚热传于肝也。右关脉浮缓，脾胃之气弱也。按之而弦者，肝木乘脾土也。用六味地黄丸、补中益气汤为主，佐以换肌消毒散而愈。

——《外科枢要·卷二·论天疱疮》

一人患此（天疱疮），服攻毒等药，患处凸而色赤作痛，肢体倦怠，恶寒发热，脉浮而虚，此元气复伤而邪气实也。用补中益气，二剂而痊。

——《外科枢要·卷二·论天疱疮》

进士刘华甫，患之（天疱疮）数月。用轻粉、朱砂等药，头面背臀，各结一块，二寸许，溃而形气消弱，寒热口干，舌燥唇裂，小便淋漓，痰涎上涌，饮食少思，此脾胃伤，诸脏弱，而虚火动也。先用六君子二十余剂，又用补中益气汤加山茱、山药、麦门、五味服之，胃气复而诸症愈。惟小便未清，痰涎未止，用加减八味丸而痊。

———《外科枢要·卷二·论天疱疮》

（四）疥疮

疥疮属脾经湿毒积热，或肝经血热、风热，或肾经阴虚发热。其体倦食少，为脾经湿热，用补中益气汤。

———《外科枢要·卷二·论疥疮》

稽勋李龙冈，遍身患此，腿足为甚。日晡益焮，口干作渴，小便频赤，此肾经虚热，用补中益气汤、六味丸而痊。

———《外科枢要·卷二·论疥疮》

一儒者善嚏患痒，余以为内有湿热，腠理不密，外邪所搏也，与补中益气汤加白芷、川芎治之。不从，自服荆防败毒散，盗汗发热，作渴焮肿，脓水淋漓。仍用前药，倍加参、芪、五味而痊。

———《外科枢要·卷二·论疥疮》

一儒者患在臂脚，日晡或痒或胀，形体倦怠，自服败毒散，痛处发肿，小便赤涩，此肺肾阴虚。余用补中益气加五味、麦门冬而愈。

———《外科枢要·卷二·论疥疮》

一儒者患此（疥疮），误用攻伐之剂，元气虚而不能愈。用补中益气汤加茯苓，其疮顿愈。又因调养失宜，日晡益甚，用八珍汤，加五味、麦门，五十余剂，而愈。

———《外科枢要·卷二·论疥疮》

一男子，色黯作痒，出黑血，日晡益甚，其腿日肿夜消。余以为气血虚而有热，朝用补中益气汤，夕用加味逍遥散而愈。

———《外科枢要·卷二·论疥疮》

一妇人久不愈，食少体倦，此肝脾亏损而虚热，先用补中益气汤，加川芎、炒山栀，元气渐复；更以逍遥散，而疮渐愈。若夜间谵语，此热入血分，用小柴胡汤加生地黄治之。血虚者，四物合小柴胡汤。热退，却用逍遥散，以补脾胃，生阴血。亦有寒热如疟，亦治以前药。

——《外科枢要·卷二·论疥疮》

一男子，患疮疥，多在两足，午后痛甚，腿腕筋紫而胀，脉洪大。此血热而然也。于紫处砭去毒血，更以四物汤加芩、连、柴胡、地骨皮、丹皮，服之而愈。如手臂有疮，臂腕筋紫，亦宜砭之。老弱人患此作痛，须补中益气汤，加凉血药治之。

——《外科心法·卷五·风热》

（五）翻花疮

一上舍，素膏粱善怒。耳下结一核，从溃而疮口翻张如菌，嫩连头痛，或胸胁作胀，或内热寒热。或用清热消毒之药，年余未瘥。余用补中益气汤、六味地黄丸而寻愈。

——《外科枢要·卷二·论翻花疮》

一男子项患肿，痰涎涌甚，用散坚行气等剂，肿硬愈甚，喘气发热，自汗盗汗，体倦食少。余曰：此属足三阴亏损，当滋化源。不信，反追蚀，患处开翻六寸许，岩色赤，日出鲜血，三月余矣，肝脉弦洪紧实。余用大补汤加麦门、五味，五十余剂，诸症渐愈，血止三四。复因怒，饮食顿少，其血涌出，此肝伤不能藏，肺伤不能摄也。用补中益气汤为主，加五味、麦门，其血顿止；再以六味丸加五味子常服，疮口敛至寸许。遂不用药，且不守禁而殁。

——《外科枢要·卷二·论翻花疮》

（六）下疳疮

下疳属肝经湿热下注，或阴虚火燥……日晡倦怠者，阳气虚而下陷也，补中益气汤……气虚者，补中益气加炒山栀、炒龙胆……茎中痒出白津，用补中益气汤与清心莲子饮间服……凡脾土虚不能生金水，而见一切肝症者，当佐以补中益气汤加麦门冬，以滋化源。

——《外科枢要·卷三·论下疳疮》

庶给士刘华甫，或茎中作痛，或窍出白津，或小便秘涩。先用小柴胡汤加山栀、泽泻、黄连、木通、胆草、茯苓二剂，以清肝火，导湿热，诸症渐愈。后因劳倦，忽然寒热，此元气复伤也，用补中益气而安；又用六味丸，以生肝血，滋肾水，而痊愈。

——《外科枢要·卷三·论下疳疮》

州守姜节甫，患前症。脓水淋漓，作渴吐痰，午前恶寒，午后发热。余曰：午前恶寒，属阳气虚弱，午后发热，属阴血不足。不信，反服二陈、黄柏、知母之类，饮食益少，大便不实，又日晡热渴，小腹重坠，患处焮痛。恪用四物、黄柏、知母之类，饮食亦不思。余以脾气虚而下陷，先用补中益气汤，调养脾胃，以升阳气，诸症渐愈。又用六味丸，滋补肾水以生肝血而痊。

——《外科枢要·卷三·论下疳疮》

一小儿十五岁，患前症。杂用消毒之药，虚证悉具，二年余矣。询之，乃禀所致。用萆薢汤，月余诸症渐愈；又用补阴八珍、补中益气二汤而痊。

——《外科枢要·卷三·论下疳疮》

一儒者，阴茎腐烂，肿痛不止，日晡热甚，口干体倦，食少欲呕。此肝脾血虚也，先用六君子加柴胡、升麻，脾胃醒而诸症退；更以补中益气加炒山栀，肝火退而肿痛痊。

——《外科枢要·卷三·论下疳疮》

一老人，患疳，小便淋沥，脉细体倦。此气虚兼湿热也。用清心莲子饮，及补中益气汤治之而愈。

——《外科心法·卷六·疳疮》

（七）臁疮

臁疮生于两臁，初起赤肿，久而腐溃，或津淫瘙痒，破而脓水淋漓。盖因饮食起居，亏损肝肾；或因阴火下流，外邪相搏而致。外臁属足三阳湿热，可治；内臁属足三阴虚热，难治……若脓水淋漓，体倦食少，内热口干者，属脾虚，用补中益气加茯苓、酒炒白芍药……若怒动肝火而甚，用补中益气汤加川芎、山栀、黄芩。内热口干，肢体倦怠，或痰涎上升，或口舌生疮，属脾肾虚热，用六味地黄丸、补中益气汤。

——《外科枢要·卷三·论臁疮》

肾脏风属肾虚，风邪乘于臁胫，以致皮肤如癣，或渐延上腿，久则延及遍身。外症则搔痒成疮，脓水淋漓，眼目昏花；内症则口燥舌干，腰腿倦怠，吐痰发热，盗汗体疲……若脾胃虚弱者，用补中益气为主，佐以六味丸、四生散为善。

——《外科枢要·卷三·论肾脏风疮》

钦天薛循斋，六十有一，两臁患之，脓水淋漓，发热吐痰四年矣。此肾脏风症也，与六味丸、四生散而瘥。年余复作，延及遍身，日晡益甚，痰渴盗汗，唇舌生疮，两目昏赤，皆肾经虚火，而水泛为痰，用加减八味丸而愈。三年后，小便淋漓，茎中涩痛，此思色精不出而内败也。用前丸，及补中益气汤加麦门、五味而愈。

——《外科枢要·卷三·论肾脏风疮》

一男子左腿肿，肉色如故，寒热恶心，饮食少思，此脾气不足，而为外邪所感也。用六君，加藿香、桔梗、川芎，而寒热止；又用补中益气汤而肿痛消。

——《外科枢要·卷三·论臁疮》

一男子腿患痛，服克伐之药，亏损元气，不能成脓。余为托里而溃，大补而敛，但大便结燥，用十全大补汤加麦门、五味而润，月余仍结，自服润肠丸，而泻不止。余用补中益气汤，送四神丸，数服而愈。

——《外科枢要·卷三·论臁疮》

仪真陈仪部司厅，年逾五十，两臁生疮，日久不愈，饮食失节，或劳苦，或服渗利消毒之剂愈盛，脾脉大而无力。此脾虚而无湿热也，以补中益气汤数剂少愈，更以六君子汤加苍术、升麻、神曲治之而愈。尝治下部生疮焮痛，或发寒热，或脚气肿痛，以人败毒加槟榔、紫苏、苍术、黄柏并效。久不愈者，以四生散治之。愈后以补肾丸补之，庶不再发矣。

——《外科心法·卷五·湿热》

妇人两臁生疮，或因胎产，饮食失宜，伤损脾胃；或因忧思郁怒，亏损肝脾，以致湿热下注；或外邪所侵。外臁属足三阳可治。内臁属足三阴难治……若漫肿作痛，或不肿不痛，属脾虚湿热下注，用补中益气或八珍汤。若脓水淋漓，体倦少食，内热口干，属脾气虚弱，用补中益气加茯苓、酒炒芍药……若恚怒气逆而甚，用补中益气加川芎、山栀。

——《女科撮要·卷上·臁疮》

一妇人患之四畔微赤，作痛重坠，脓水淋漓，胸膈不利，饮食少思，内热口苦，夜间少寐，此属脾虚郁伤。用归脾汤解郁结而生脾血，用补中益气加茯苓、半夏，补脾气而除湿热，寻愈。

——《女科撮要·卷上·臁疮》

一妇人久不愈，色赤微热，日晡焮肿，形体虚弱，饮食少思，劳则喘渴，恶寒发热，此脾虚下陷，用补中益气汤而愈。

——《女科撮要·卷上·臁疮》

一妇人三年矣，色黯肿硬，恶寒发热，饮食少思，形体消瘦，作渴饮汤，饮食稍多，或腹胀，或泄泻，或作呕，或吞酸，此脾气虚寒，用补中益气加干姜、肉桂，五十余剂而愈。

——《女科撮要·卷上·臁疮》

一妇人因入朝步履，恶寒发热，倦怠懒食，疮口出血。此劳伤元气，不能摄血归经，用补中益气汤而愈。

——《女科撮要·卷上·臁疮》

一妇人因怒，寒热头眩，或耳项胸胁胀痛，或小腹阴道闷坠，或小便频数下血。此属肝火血热，先用小柴胡汤加炒黑山栀、川芎、当归、车前，二剂诸症顿退；又用加味逍遥散，补其阴血而愈。后因饮食劳倦，前症复作，疮口出血，用补中益气汤治之而愈。

——《女科撮要·卷上·臁疮》

一妇人患此焮痛，恶寒发热，用槟苏败毒散而寒热退，用仙方活命饮而焮痛止，再用补中益气汤而形气健。

——《女科撮要·卷上·臁疮》

（八）足跟疮

足跟乃督脉发源之所，肾经所过之地。若饮食失节，起居失宜，亏损足三阳经，则成疮矣。若漫肿寒热，或体倦少食，属脾虚下陷也，用补中益气汤。若晡热作痛，头目不清，属脾虚阴火也，补中益气汤并六味丸。若痰涎上升，口舌生疮，属肾水干涸也，补中益气汤并加减八味丸。凡此皆当滋其化源，若治其外则误矣。

————《外科枢要·卷三·论足跟疮》

大尹陈汝邻，两腿酸软，或赤或白，足跟患肿，或痛或痒后痛，而或如无皮，或如皲裂，日晡至夜，胀痛焮热。用补中益气汤加八味丸料，补其肝肾而愈。

————《外科枢要·卷三·论足跟疮》

一膏粱之人，两脚发热作渴，左尺脉数而无力。余谓：此足三阴亏损，防患疽。不信，反服清热化痰之药，更加晡热头晕。又服四物、黄柏、知母，日晡热甚，饮食渐少，面部见发疽。余用补中益气、六味地黄丸，百余服。而其不信，患疽以致不起者多矣！

————《外科枢要·卷三·论足跟疮》

一妇人素血虚，因大劳，两足发热晡热，月经过期。或用四物、黄连，饮食少思，胸痞吐痰。用二陈、枳实、黄连，大便不实，吐痰无度，足跟作痛。余曰：足热晡热，月经过期，乃肝脾血虚。胸痞吐痰，饮食少思，脾胃虚也。盖胃为五脏之根本，胃气一虚，诸症悉至。先用补中益气汤加白茯苓、半夏，脾胃渐健。乃佐以六味地黄丸，以补脾肾，不两月而痊。

————《外科枢要·卷三·论足跟疮》

一妇人经候不调，发热晡热，胸膈不利，饮食少思。服清热宽中消导之剂，前症益甚，更兼肢体酸痛；服除湿化痰等药，经候两月一至；服通经降火等剂，两足跟趾作痛，其热如炙。余以为足三阴亏损，用补中益气、六味地黄丸，两月诸症渐退；又用前汤并八珍散，两月而康。

————《外科枢要·卷三·论足跟疮》

（九）疮疡口渴

一男子患毒作渴，右关脉数，以竹叶黄芪汤，治之稍愈；更以补中益气汤，加黄芩而愈。

————《外科发挥·卷五·疮疡作渴》

一男子溃后口干，遇劳益甚，以补中益气汤，加五味子、麦门冬，治之而愈；更以黄芪六一汤而敛。

——《外科发挥·卷五·疮疡作渴》

开化吾进士，年三十，面患疮，已溃作渴，自服托里及降火药不应。予诊其脉，浮而弱。丹溪云：溃疡作渴，属气血俱虚，况脉浮弱。投以参、芪各三钱，归、术、熟地各二钱，数服渴止。又以八珍汤加黄芪数剂，脉敛而愈。予治疮疡作渴，不问肿溃，但脉数发热而渴，以竹叶黄芪汤治之；脉不数，不发热，或脉数无力而渴，或口干，以补中益气汤。

——《外科心法·卷四·疮疡作渴》

三、 疽证

脑疽属膀胱经积热，或湿热上涌，或阴虚火炽，或肾水亏损，阴精消涸……漫肿微痛，渴不饮冷，脉洪数而无力，乃阴虚火炽，当用六味丸及补中益气汤，以滋化源。

——《外科枢要·卷二·论脑疽》

（一）鬓疽

侍御朱南皋，患前症。肿痛发热，日晡尤甚，此肝胆二经，血虚火燥也，用四物汤加玄参、柴胡、桔梗、炙草，治之而愈。又因劳役发热，畏寒，作渴，自汗，用补中益气汤去柴、升，加五味、麦门、炮姜而瘥。

——《外科枢要·卷二·论鬓疽》

州守胡廷器年七十，患前症（鬓疽）。肿焮作痛，头目俱胀，此肾水不足，肝胆火盛而血燥也。用六味丸料，四剂，疮头出水而愈。后因调养失宜，仍肿痛发热喘渴，脉洪大而虚，此脾胃之气伤也，用补中益气，以补脾胃；用六味地黄丸，以补肝肾而痊。

——《外科枢要·卷二·论鬓疽》

（二）附骨疽

南司马王荆山，腿肿作痛，寒热作渴，饮食如常，脉洪数而有力。此足三阳经湿热壅滞，用槟苏败毒散，一剂而寒热止；再剂而肿痛消；更用逍遥散而元气复。两月后因怒，肿痛如锥，赤晕散漫，用活命饮二剂而痛缓；又用八珍汤，加柴胡、山栀、丹皮，而痛止。复因劳役，倦怠懒食，腿重头晕，此脾胃气虚而不能升举也，用补中益气加蔓荆子而安。

——《外科枢要·卷二·论跗骨疽》

一儒者两腿肿痛，肉色不变，恶寒发热，饮食少思，肢体倦怠，脾气不足，湿痰下注也。以补中益气加茯苓、半夏、芍药，二剂，寒热退而肿痛消；又十余剂，脾胃壮而形体健。

——《外科枢要·卷二·论跗骨疽》

一男子患此（跗骨疽）入房，两臂硬肿，二便不通。余谓：肾开窍于二阴，乃肝肾亏损也。用六味丸料加车前、牛膝而二便利；用补中益气，而肿硬消。喜其年少得生。

——《外科枢要·卷二·论跗骨疽》

一男子因负重，饮食失节，胸间作痛，误认为疮毒。服大黄等药，右腿股肿，肉色如故，头痛恶寒，喘渴发热，脉洪大而无力。此劳伤元气，药伤胃气而然耳。用补中益气汤四剂，又用十全大补汤数剂，喜其年少而得愈。

——《外科枢要·卷二·论跗骨疽》

（三）多骨疽

多骨疽者，由疮疡久溃，气血不能营于患处，邪气陷袭，久则烂筋腐骨而脱出，属足三阴亏损之症也，用补中益气汤，以固根本。

——《外科枢要·卷二·论多骨疽》

举人于廷器，腿患流注，年余出腐骨少许。午前畏寒，午后发热，口干痰唾，小便频数。余以为足三阴亏损，朝用补中益气汤，夕用六味丸料加黄芪、当归、五味子，各三十余剂，外用豆豉饼，诸症渐愈。又以十全大补之类，喜其慎疾而愈。

——《外科枢要·卷二·论多骨疽》

上舍王廷璋，患前症（多骨疽），三年未愈。肢体消瘦，饮食难化，手足并冷，大便不通，手足阴冷。余谓：此阳气虚寒。用补中益气、八味丸，及灸其患处，而痊。

——《外科枢要·卷二·论多骨疽》

一男子上颚肿硬，年余方溃，内热作渴，肢体消瘦，六脉洪大，左手尤甚。用补中益气汤、六味丸，出腐骨一块。仍服前药，诸症悉去，疮口亦敛。

——《外科枢要·卷二·论多骨疽》

（四）脱疽

一膏粱之人，先作渴，足热，后足大趾赤痛，六脉洪数而无力，左尺为甚。余以为此足三阴虚，当滋化源为主。因服除湿败毒等剂，元气益虚，色黯延足。余乃朝用补中益气汤，夕用补阴八珍汤，各三十余剂，及桑枝灸，溃而脓清，作渴不止。遂朝以补中益气汤，送加减八味丸，夕用十余大补汤，三十余剂而痊。是时同患此症，服败毒之药者，俱不救。

——《外科枢要·卷三·论脱疽》

四、瘰疬

夫瘰疬之病，属三焦肝、胆二经怒火风热血燥，或肝肾二经精血亏损，虚火内动，或恚怒气逆，忧思过甚，风热邪气，内搏于肝。盖怒伤肝，肝主筋，肝受病，则筋累累然如贯珠也。其候多生于耳前后项腋间，结聚成核，初觉憎寒恶热，咽项强痛……《内经》曰：陷脉为瘘，留连肉腠。即此病也。外用豆豉饼、琥珀膏，以驱散寒邪，补接阳气；内服补中益气汤、六味丸，以滋肾水，培肝木，健脾土，亦有可愈者。

——《外科枢要·卷二·论瘰疬》

一男子患之（瘰疬），痰盛胸膈痞闷，脾胃脉弦，此脾土虚肝木乘之也，当以实脾土伐肝木为主。彼以治痰为先，乃服苦寒化痰药，不应，又加以破气药，病愈甚。始用六君子汤加芎、归数剂，饮食少思；以补中益气汤，倍加白术，月余中气少健；又以益气养荣汤，两月肿消，而血气亦复矣。夫右关脉弦，弦属木，乃木盛而克脾土，为贼邪也，虚而用苦寒之剂，是虚虚也，况痰之为病，其因不一，主治之法不同。凡治痰，用利药过多，则脾气愈虚，虚则痰愈易生，如中气不足，必用参术之类为主，佐以痰药。

——《外科发挥·卷五·瘰疬》

容台张美之善怒，孟春患此，或用伐肝之剂，不愈。余以为肝血不足，用六味地黄丸、补中益气汤，以滋化源，至季冬而愈。

——《外科枢要·卷二·论瘰疬》

一儒者愈后，体瘦发热，昼夜无定。此足三阴气血俱虚，用八珍加麦门、五味，二十余剂；又用补中益气加麦门、五味，及六味丸而愈。

——《外科枢要·卷二·论瘰疬》

儒者杨泽之，缺盆间结一核。余谓：此肝火血燥而筋挛，法当滋肾水，生肝血。彼反用行气化痰，外敷南星、商陆，益大如碗。余用补中益气汤、六味地黄丸，以滋肾水；间用芦荟丸，以清肝火。年余，元气复而消。

——《外科枢要·卷二·论瘰疬》

儒者张子容，素善怒，患此（瘰疬）久而不愈。疮出鲜血，左关弦洪，重按如无，此肝火动而血妄行，症属气血俱虚。用补中益气汤，以补脾肺，用六味丸以滋肝肾而愈。

——《外科枢要·卷二·论瘰疬》

一妇人，患瘰疬不消，脓清不敛。予以八珍汤，治之少愈。忽肩背痛，不能回顾。此膀胱经气郁所致，当以防风通气汤治之。盖膀胱之脉，始于目内眦，上顶巅，下耳角，复上顶，至脑后，过风府，下项，走肩膊，一支下腰脊。是经气动则脊痛，项强，腰似折。按此非膀胱经证而何？彼乃云：瘰疬，胆经病也，其脉主行项侧，即是经火动而然。遂自服清肝降火之药，反致不食痛盛。复请予，诊其脉，胃气愈弱。先以四君子汤加陈皮、炒芍药、半夏、羌活、蔓荆子，四剂食进痛止。继以防风通气汤，二剂而愈。又一妇，流注溃久，忽发热，乃虚也，与补药二剂。不用，另用人参败毒散，大热而毙。夫老弱之人，虽有风邪，亦宜以补中益气汤治之，况又非表证而峻表，不死何俟？

——《外科心法·卷四·瘰疬》

广东陈方伯子，远途劳倦，发热，脉大无力，耳下患肿。此劳损症也，饮补中益气汤，自然热退肿消。若专攻毒，则有虚虚之祸。彼不听，服降火药，及必效散，果吐泻不食而死。夫人劳倦则损气，气衰则火旺，火旺则乘其脾土，故倦怠而热，此元气伤也。丹溪云：宜补形气，调经脉，其疮自消。不可汗下。若不详脉证经络，受病之异，而辄下之，鲜不危矣！

———《外科心法·卷四·瘰疬》

一妇人久而不愈，或以为木旺之症，用散肿溃坚汤伐之，肿硬益甚。余以为肝经气血亏损，当滋化源，用六味地黄丸、补中益气汤，至春而愈。此症若肝经风火暴病，元气无亏，宜用前汤。若风不旺而自病，宜用泻青丸，虚者用地黄丸。若水不能生木，亦用此丸，若金来克木，宜补脾土生肾水。大凡风木之病，但壮脾土，则木自不能克矣。若行伐肝，则脾胃先伤，而木反来克土矣。

———《女科撮要·卷上·瘰疬》

一病妇面黄体倦，咽酸嗳气。余以为中气虚弱，欲用补中益气汤加茯苓、半夏。不信，反降火利气，胸膈痞满，病疮肿痛。又散坚利气，嗳气不绝，大便不实，四肢时冷。余曰：今变中气虚寒矣。用六君子汤加姜、桂，少用升麻、柴胡渐愈，更佐以补中汤寻愈。

———《校注妇人良方·卷二十四·疮疡门·妇人瘰疬方论第三》

一妇人患此（瘰疬）嗳气，用降火清胃，食少吞酸，胸痞闷；用利气消导，吐痰气促，饮食日少；用清热化痰，大便坚涩，内热身瘦。余曰：吞酸嗳气，脾胃气虚也；胸痞痰喘，脾肺气虚也；大便坚涩，内热日瘦，脾肺血虚也。遂以补中益气加炒黑吴茱萸三分数剂，佐以六味丸，诸症顿退，乃用归脾汤、逍遥散，间服而愈。

———《校注妇人良方·卷二十四·疮疡门·妇人瘰疬方论第三》

五、 流注

一儒者，患流注，发热作渴，头痛自汗，脉洪大，按之无力，此气血虚寒也，用十全大补加麦门、五味治之，其症益甚；仍用前药加附子一钱，四剂诸症悉退；却去附子，加肉桂二十余剂，气血渐复；又因劳心，发热恶寒，饮食减少，此脾胃复伤，元气下陷，用补中益气加附子一钱，二剂热止食进，仍用大补元气而安。后因考试不利，怀抱不舒，更兼劳役，饮食日少，形气日衰，吐痰作渴，头痛恶寒，或热来复去，或不时而动，仍用补中益气数剂，诸症渐愈，元气渐复，乃去附子，再加肉桂五分，百余剂而愈。

——《外科枢要·卷一·论疮疡发热烦躁》

侍御朱东溪，左胁下近腹肝胆经部分结一块，四寸许，漫肿不赤，按之则痛。余曰：此当补脾胃。彼谓：肿疡宜表散。乃服流气饮，后胃气顿虚，始信余言。遂用四君子加芎、归、酒炒芍药、姜、桂，胃气复而恶症退，乃去干姜加黄芪数剂，微赤微痛。又三十余剂，㿠肿大痛，此脓内溃也，遂针之。用补中益气、加减八味丸而愈。

——《外科枢要·卷二·论流注》

一男子腿患肿，肉色不变，亦不作痛，此真气虚也。以补中益气加茯苓、半夏，少佐以枳壳、木香，外用香附饼熨之。彼谓气无补法，乃服流气饮，胃气愈虚。余用六君子加芎、归数剂，饮食少进；再用补剂，月余而消。

——《外科枢要·卷二·论流注》

妇人流注，或因忧思郁怒，亏损肝脾；或因产后劳役，复伤气血，以致营气不从，逆于肉理；或因腠理不密，外邪客之；或湿痰流注；或跌扑血滞；或产后恶露。盖气流而注，血注而凝。或生于四肢关节，或流于胸腹腰臀，或结块，或漫肿，皆属虚损，急用葱熨及益气养荣汤，则未成自消，已成自溃。若久而肿起作痛，肢体倦怠，病气有余，形气不足，尚可治。若漫肿微痛，属形气病气俱不足，最难治……食少体倦，脾气虚也，补中益气加茯苓、半夏。

——《女科撮要·卷上·流注》

一妇人素头晕，患流注，月经迟少。此属中气虚弱，用补中益气汤而愈。后因劳仆地，月经如涌，此劳伤火动，用前汤加五味子，一剂而愈。

——《校注妇人良方·卷二十四·疮疡门·妇人流注方论第五》

一妇人患前症（流注），用行气化痰等药，胸膈不利，饮食少思；用疏利之药，大便作泄，中满不食。余以为脾胃复伤，用补中益气汤加煨姜，脾胃健，饮食进，又用六君加芎、归，百余剂而愈。

——《校注妇人良方·卷二十四·疮疡门·妇人流注方论第五》

一妇人素郁结，肩臂各肿如覆杯。余以为肝脾亏损，用加味逍遥散百余剂，元气复而肿消。后因劳役怒气，经行不止，服凉血之剂，其血如崩。余以为此因脾气复伤下陷，而血从之，朝用补中益气汤，夕用加味归脾汤而愈。

——《校注妇人良方·卷二十四·疮疡门·妇人流注方论第五》

六、痄腮

痄腮属足阳明胃经，或外因风热所乘，或内因积热所致……内伤寒凉，不能消溃者，补中益气汤……肢体倦怠，阳气虚弱也，补中益气汤。

——《外科枢要·卷二·论痄腮》

上舍卢懋树，两尺脉数，症属肾经不足，误服消毒之剂，致损元气而不能愈，余用补中益气、六味丸料，服之而痊。

——《外科枢要·卷二·论痄腮》

七、发背

发背属膀胱督脉经，或阴虚火盛，或醇酒浓味，或郁怒房劳所致。若肿赤痛甚，脉洪数而有力，热毒之证也，为易治。漫肿微痛，色黯作渴，脉洪数而无力，阴虚之证也，为难治。不痛不肿，或漫肿色黯，脉微细，阳气虚甚也，尤为难治……食少体倦，或不收敛，脾气虚也，补中益气汤加茯苓、半夏。

——《外科枢要·卷二·论发背》

太仆王的塘，初起因大劳，又用十宣散之类，加烦渴内热，脉大无力。此阳气自伤，不能升举，下陷于阴分，而为内热也。余以补中益气，加酒炒芍药、麦门冬、五味子，治之而愈。

——《外科枢要·卷二·论发背》

上舍张克恭患此，内服外敷皆寒凉败毒，遍身作痛，欲呕少食，晡热内热，恶寒畏寒。余曰：遍身作痛，荣卫虚而不能营于肉里也。欲呕少食，脾胃虚寒而不能消化饮食也。内热晡热，阴血内虚，而阳气陷于阴分也。恶寒畏寒，阳气虚弱，而不能卫于肌肤也。此皆由脾胃之气不足所致。遂用补中益气汤，诸症渐退；更以十全大补汤，腐肉渐溃；又用六君子汤，加芎、归，肌肉顿生而愈。

——《外科枢要·卷二·论发背》

儒者周雨峰，怀抱久郁，背脊患疽，肝脉弦洪，脾脉浮大，按之微细。以补中益气汤加桔梗、贝母，少用金银花、白芷，二剂肝脉顿退，脾脉顿复。乃以活命饮二剂，脓溃肿消，肝脉仍弦，此毒虽去，而胃气复伤，仍用补中益气汤加茯苓、半夏而愈。

——《外科枢要·卷二·论发背》

刘大尹，年将五十，陆路赴京，兼丧子，患发背盈尺，中六寸许，不痛，发热口干，恶寒自汗，少食，大便不禁，且气促，脉浮大，按之空虚。余用补中益气汤加半夏、茯苓四剂，又以隔蒜灸之。彼云背重已去，形气少健，但吞酸，前日所进饮食，觉仍在腹。又以前药加姜、桂，服二剂，饮食少进，吞酸已止，始得睡，疮且不痛不溃，疑为阴证。余曰：此阳气虚，不能营于患处，故所患肉死，而不痛不溃也。若胃气回，饮食进，死肉即溃矣。仍服前药，六剂，饮食渐进，患处渐溃，脉有力。余曰：此阳气回矣。后惑于他医，云必服飞龙夺命丹，出汗为善。遂进一服，汗大出，三日不止。复请治。余曰：汗多亡阳，无能为也。强曰：诸书云汗之则疮已，岂能为患？后果死。东垣先生云：疮疡因风热郁于下，其人多怒，其疮色赤，肿高结硬而痛，左关脉洪缓而弦，是邪客于血脉之上，皮肤之间。故发其汗，而通其荣卫，则邪气去矣。

——《外科心法·卷三·汗多亡阳》

一儒者，背肿一块，按之则软，肉色如故，饮食如常，劳则吐痰体倦，此脾气虚而痰滞，用补中益气加茯苓、半夏，少加羌活，外用阴阳散，以姜汁调搽而消。后因劳，头晕作呕，仍以前药去羌活加生姜、蔓荆子而愈。

——《外科枢要·卷一·论疮疡未溃用败毒之药》

八、 鹤膝风

鹤膝风乃调摄失宜，亏损足三阴经，风邪乘虚而入，以致肌肉日瘦，内热减食，肢体挛痛，久则膝大而腿细，如鹤之膝，故名之。若伤于脾胃者，补中益气汤为主……若津涸口干，中气不足也，补中益气汤加五味子。头晕头痛，阳气不升也，补中益气汤加蔓荆子。(《外科枢要·卷二·论鹤膝风》

州守张天泽，左膝肿痛，胸膈痞满，饮食少思，时欲作呕，头晕痰壅，日晡益倦。此脾肺气虚，用葱熨法，乃六君加炮姜，诸症顿退，饮食少进；用补中益气加蔓荆子，头目清爽；间与大防风汤，十余剂；又用补中益气，三十余剂而消。

——《外科枢要·卷二·论鹤膝风》

一儒者，腿筋弛长，月余两膝肿痛，此阴虚湿热所乘也，用六味丸为主，佐以八珍汤，加牛膝、杜仲，间以补中益气汤，三月余而消。

——《外科枢要·卷二·论鹤膝风》

历节痛，或因饮食起居失节，或因七情六淫失宜，以致脾胃亏损，腠理不密，外邪所侵；或为肝火内动，肝血耗损；或为肢体疼痛；或为肢节难伸；或为卒然制痛；或为走痛无常；或内热晡热，自汗盗汗；或经候不调，饮食不甘……月经过期而痛者，补中益气为主。

——《女科撮要·卷上·历节痛风》

一妇人自汗盗汗，发热晡热，体倦少食，月经不调，吐痰甚多二年矣，遍身作痛，天阴风雨益甚。用小续命汤而痛止，用补中益气、加味归脾二汤，三十余剂而愈。自汗等症，皆郁结伤损脾气，不能输养诸脏所致，故用前二汤专主脾胃。若用寒凉降火，理气化痰，复伤生气，多致不起。

——《女科撮要·卷上·历节痛风》

一妇人体肥胖，素内热，月经先期，患痛风，下体微肿痛甚，小便频数，身重脉缓，症属风湿，而血虚有热。先用羌活胜湿汤四剂，肿痛渐愈；用清燥汤数剂，小便渐清；用加味逍遥十余剂，内热渐愈。为饮食停滞，发热仍痛，面目浮肿，用六君加柴胡、升麻而愈。又因怒气，小腹痞闷，寒热呕吐，此木侮脾土。用前药加山栀、木香而安。惟小腹下坠，似欲去后，此脾气下陷，用补中益气而愈。后因劳役、怒气，作呕吐痰，遍身肿痛，月经忽来寒热，用六君加柴胡、山栀以扶元气清肝火，肿痛呕吐悉退，用补中益气以升阳气、健营气，月经寒热悉瘥。

——《女科撮要·卷上·历节痛风》

一妇人久郁怒，胸胁不利，内热寒热，经候不调，遍身酸痛。余谓胃气亏损，先用补中益气加半夏、茯苓，二十余剂，胃气渐醒。又用大防风汤与归脾汤，膝肿渐消。用加味逍遥散、大防风汤而全消。又用八珍汤加牡丹皮，调理气血而安。

——《校注妇人良方·卷二十四·疮疡门·妇人鹤膝风方论第九》

一妇人患之（鹤膝风），虽溃而肿不消，朝寒暮热，饮食不思，经水三四月一至。此属肝脾气血俱虚也，用补中益气、加味归脾二汤，各三十余剂，肿渐消而寒热止。又佐以大防风，月余而能步履，再月余经行如期。又服六味丸、八珍汤，三月而愈。

——《校注妇人良方·卷二十四·疮疡门·妇人鹤膝风方论第九》

九、 赤白游风

赤白游风属脾肺气虚，腠理不密，风热相搏；或寒闭腠理，内热拂郁；或阴虚火动，外邪所乘；或肝火风热、血热……胃气虚弱，用补中益气汤加羌活、防风及消风散。

——《外科枢要·卷二·论赤白游风》

一男子秋间发疙瘩，此元气虚而外邪所侵也。先用九味羌活汤二剂，又用补中益气加羌活而愈。后不慎起居，盗汗晡热，口干唾痰，体倦懒言，用补中益气汤、加减八味丸而愈。

——《外科枢要·卷二·论赤白游风》

一男子，每至秋冬，遍身发红点，如斑作痒。此寒气收敛，腠理阳气不能发越，怫郁内作也。宜以人参败毒散解散表邪，再以补中益气汤益气实表。彼以为热毒，自用凉药愈盛。复请，以补中益气汤加茯苓、半夏、羌活四剂，更以补中益气汤数剂而愈。刘守真曰：疮肿因内热外虚，风湿所乘。然肺主气皮毛，脾主肌肉，气虚则肤腠开，风湿所乘，脾气湿而内热，即生疮也。肿者，由寒热毒气，客于经络，使血涩壅结成肿。风邪内作者，且无头无根。气血相搏作者，有头有根。亦核肿，则风气流会。疮以痛为实，痒为虚者，非谓虚为寒，谓热之微甚也。

——《外科心法·卷五·风寒》

一妇人患前症（赤白游风），久不愈，食少体倦。此肝脾亏损，阴虚发热也。先用补中益气加川芎、炒栀，元气渐复，更以逍遥散而疮渐愈。

——《校注妇人良方·卷二十四·疮疡门·妇人赤白游风方论第七》

一老人患疹，色微赤，作痒，发热，以人参败毒散，二剂稍愈；以补中益气汤，加黄芩、山栀而愈。

——《外科发挥·卷六·斑疹》

十、 痔疮

一男子患痔漏，每登厕则肛门下脱作痛，良久方收，以秦艽防风汤，数剂少愈，乃去大黄，加黄芪、川芎、芍药而痛止，更以补中益气汤，二十余剂，后再不脱。

——《外科发挥·卷七·痔漏》

一男子粪后下血，久而不愈，中气不足，以补中益气汤数剂，更以黄连丸数服血止；又服前汤，月余不再作。

——《外科发挥·卷七·痔漏》

一男子脏毒下血，服凉血败毒药，不惟血不能止，且饮食少思，肢体愈倦，脉数，按之则涩先以补中益气汤，数剂稍止；更以六君子汤加升麻、炮姜，四剂而止；乃去炮姜，加芎、归月余，脾胃亦愈。尝治积热，或风热下血者，先以败毒散散之；胃寒气弱者，用四君子汤或参苓白术散补之即效。

——《外科发挥·卷七·痔漏》

一男子有痔漏，每登厕肛脱，良久方上，诊其脉，细而滑，用补中益气汤，三十余剂，遂不再作。丹溪云：脱肛属气热、气虚、血虚、血热。气虚者补气，参、芪、芎、归、升麻。血虚者四物汤。血热者凉血，四物汤加黄柏。肺与大肠为表里，故肺脏蕴热，则肛闭结。肺脏虚寒，则肛门脱出。有妇人产育用力，小儿久痢，亦致此。治之必须温肺腑肠胃，久则自然收矣。

——《外科发挥·卷七·痔漏》

一儒者，脓血淋漓，口干作渴，晡热便血，自汗盗汗。余谓：此肾肝阴虚也。不信，仍服四物、柏、知、连之类，食少泻呕。余先用补中益气汤加茯苓、半夏、炮姜，脾胃渐醒。后用六味丸，朝夕服，两月余，诸症悉愈。

——《外科枢要·卷三·论痔疮》

儒者杨举元，素阴虚，劳则肢体倦怠，两足发热，服清热等剂，热至腰膝，大便涩滞，饮食过多则泻。至年余，作渴吐痰，患痔出脓，仍不节劳，则忽恶寒发热，复患痛，脓水不止，气血虚甚。余用六味丸、补中益气汤，滋养化源。喜其慎疾，年余而痊。

——《外科枢要·卷三·论痔疮》

一男子患此（痔疮），服寒凉之剂，清晨去后不实，食少体倦，口干作渴，小腹重坠。余用补中益气汤，而下坠顿止，用四神丸而食进便实，用地黄丸而疮寻愈。

——《外科枢要·卷三·论痔疮》

一膏粱酒色之人，患之（痔疮）作痛。服苦寒之药，致臀肿硬，又加大黄，腹胀头痛。此足三阴亏损，而药复伤。余用补中益气汤，升补阳气，加参、苓、半夏、木香，以助脾气，数剂而愈。

——《外科枢要·卷三·论痔疮》

李逵，因痔疮怯弱，以补中益气汤，少加芩、连、枳壳，治之稍愈。后因怒加甚，时仲冬，脉得洪大。予谓脉不应时，此乃肾水不足，火来乘之，药不能治。果殁于火旺之月。尝见患痔者，肾脉不足，俱难治。

——《外科心法·卷五·痔》

徐生，因痔气血愈虚，饮食不甘，小便不禁，夜或遗精。此气虚兼湿热而然，非疮故也。以补中益气汤加山茱萸、山药、五味子，兼还少丹，治之而愈。

——《外科心法·卷五·痔》

十一、便血

一儒者素善饮，不时便血，或在粪前，或在粪后，食少体倦，面色萎黄，此脾气弱虚，而不能统血。以补中益气汤加吴茱萸、黄连，三十余剂而再不发。

——《外科枢要·卷三·论便血》

一男子每怒必便血，或吐血，即服犀角地黄汤之类。余曰：此脾虚不能摄血，恐不宜用此寒凉之药。彼不信，仍服之，日加倦怠，面色萎黄。更用四物、芩、连、丹皮之剂，饮食少思，心烦渴热，吐血如涌，竟至不起。若用四君、芎、归、补中益气汤，多有得生者。

——《外科枢要·卷三·论便血》

十二、脱肛

脱肛属大肠气血虚而兼湿热。有久痢气血俱虚而脱者，有中气虚而脱者，有因肾虚而脱者……久痢者，补中益气汤加酒炒芍药。中气虚陷者，补中益气汤加半夏、炮姜、茯苓、五味。

——《外科枢要·卷三·论脱肛》

举人于时正，素有痔。每劳役便脱肛，肿痛出水，中气下陷也。用补中益气汤加茯苓、芍药十余剂，中气复而即愈。后复脱作痛，误服大黄丸，腹鸣恶食几危。余用前汤，加炮姜、芍药，诸症渐愈，后去姜，加熟地、五味，三十余剂而愈。

——《外科枢要·卷三·论脱肛》

一男子脾胃素弱，或因劳倦，或因入房，肛门即下，肿闷痛甚。用补中益气汤加麦门、五味，兼六味丸而愈。后因过饮，下坠肿痛，误用降火消毒，虚症蜂起。余用前汤加炮姜、木香，一剂，再用前汤，并加减八味丸，两月而安。

———《外科枢要·卷三·论脱肛》

一儒者，面白神劳，素畏风寒，饮食喜热，稍多必吞酸作泻，吸气觉冷，便血盗汗。余以为脾肾虚寒，用补中益气加炮姜、肉桂，五十余剂，八味丸斤许，诸症悉愈。

———《外科枢要·卷三·论脱肛》

夫脱肛者，大肠之候也。大肠虚寒，其气下陷，则肛门翻出。或因产努力，其肛亦然也。愚按：前症（脱肛）……中风虚弱，用补中益气、芍药、白术。

———《校注妇人良方·卷八·众疾门·妇人脱肛方论第十五》

一妇人脱肛，用补中益气、加味归脾各百余剂而愈。后因分娩复脱，仍以前药各二百余剂始愈。

———《校注妇人良方·卷八·众疾门·妇人脱肛方论第十五》

十三、 脚发

阁老靳介庵，脚趾缝作痒，出水肿焮，脚面敷止痒之药不应，服除湿之剂益甚。余以为阴虚湿热下注，用六味地黄丸、补中益气汤而愈。

———《外科枢要·卷三·论脚发》

一男子脚心发热，作渴引饮，或用四物、连、柏、芩、知母之类，腹痛作呕，烦热大渴，此足三阴亏损，前药复伤脾胃也。先用六君加炮姜，数剂而脾胃醒；再用补中益气，加茯苓、半夏而脾胃健，乃以加减八味丸，兼服半载而愈。

———《外科枢要·卷三·论脚发》

十四、 瘤赘

《内经》云：肝统筋而藏血，心里血而主脉，脾主肉而统血，肺主气而司腠理，肾统骨而主水……若劳伤肺气，腠理不密，外邪所搏而壅肿者，其自皮肤肿起，按之浮软，名曰气瘤，用补中益气之类。若劳伤肾水，不能荣骨而为肿者，其自骨肿起，按之坚硬，名曰骨瘤，用地黄丸，及补中益气汤主之……中气虚者，补中益气兼服。

——《外科枢要·卷三·论瘤赘》

长州庠王天爵，辛丑春，左腿近环跳患之，状如大桃，按之濡软，恪服除湿流气化痰之剂，恶寒发热，食少体倦，形气俱虚，脉洪大而虚。其瘤也，肺主之。盖胆属于木，肺属金，然发于胆经部分，乃肺金侮肝木，元气亏损，而其脓已内溃矣。遂用十全大补汤数剂，出青白稀脓甚多，顿加寒热，烦渴头痛，殊类伤寒状。余谓：此因脓泄而血气益虚耳。仍用前汤，其势益甚，脉洪数大，按之如无，乃加附子一钱，其势愈甚，而脉复如前，此虚甚而药未能及也。更加附子二钱，三剂诸症顿退。乃朝用补中益气汤，夕用十全大补汤，各三十余剂，出腐骨五块，疮口将完。后因不慎起居，患处复溃，诸症更发，咽间如焚，口舌无皮，用十全大补加附子一钱服之，诸症痊。二日不服，内病悉至，患处复溃。二年后又患，服前药不应，诊其尺脉，微细如丝，此属命门火衰，用八味丸为主，佐以十全大补汤稍愈。至乙巳仍患虚寒之症而殁。

——《外科枢要·卷三·论瘤赘》

一男子左腿外侧近臀肿一块，上有赤缕三年矣，饮食起居如常，触破涌出血脓，发热恶寒，此胆经受症，故发于腿外侧。诊其脉左尺洪数，左关弦洪。此肾水不能生肝木，用补中益气汤、六味地黄丸而痊。

——《外科枢要·卷三·论瘤赘》

一男子小腹患之，脓水淋漓，此足三阴之症，用补中益气加麦门、五味，以培脾土；用六味地黄丸，以生肾水。更用芦荟丸，以清肝火而敛。

——《外科枢要·卷三·论瘤赘》

十五、 疣子

一男子素膏粱醇酒，先便血便结，惊悸少寐，后肛门周生小颗如疣子，如鼠乳大小不一。用清热消毒等药，半载之间，腿内股亦然，又用化痰之药，寒热吐痰，颈间俱作。肝肾脉浮数，按之而弱。余以为足三阴经血虚火炽，法当滋化源。彼不信，别服四物、黄柏、知母之类，诸症蜂起，此胃气复伤，各经俱病也。可先用补中益气汤三十余剂，诸症渐愈；乃朝用补中益气汤，夕用八珍汤，又各五十余剂，诸症寻愈；于是夕改用六味丸加五味子，又半载，诸症悉愈。

——《外科枢要·卷三·论疣子》

一妇人患内痔，因劳出血甚多，不时发痓，饮食少思，形体倦怠，其面色白，余谓此气伤而不能统血也。用补中益气汤，反寒热出血，此阳气虚寒也。仍以补中益气汤，加炮姜四剂，寒热渐止，饮食渐进；又四剂，而血顿止。后因劳役，或怒气即便血，或发痓，投以补中益气汤加钩藤而愈。

——《外科枢要·卷三·论发痓》

十六、 注夏生疮

一男子，年四十三岁，自四十以来，每至夏发热而倦，日午益甚，晚凉少可，面生疮瘰，耳下筋微肿，更结小核三四枚，附筋上。余曰：此火令不慎房劳，亏损肾水，不能制火然也，名曰注夏。彼不信，服降火败毒药，加口干倦怠，夜间热甚，午后腿软，足心热，筋牵痛。复来问治。余曰：口干倦怠，此中气陷下也。夜间发热，阳气陷于阴分也。午后腿酸足热，阴虚火甚也。耳下筋牵痛，血虚不能润筋也。先以补中益气汤，少用柴胡、升麻，加五味子、麦门冬、熟地黄治之，诸证顿退。更服滋肾丸而痓。若以每至火令而然，用败毒凉药，鲜不危矣。四月属巳，五月属午，为火太旺，火旺则金衰。六月属未，为土大旺，土旺则水衰。况肾水以肺金为母，故《内经》谆谆然资其化源也。古人以夏月必独宿而淡味，兢兢业业，爱护保持金水二脏，正嫌火王之时耳。《内经》又曰：藏精者，春不病温。十月属亥，十一月属子，正火气潜伏闭藏，以养其本然之真，而为来春发生之本。若于此时不自戕贼，至春生之际，根本壮实，气不轻浮，焉有湿热之病？又云：春末夏初，患头痛脚软，食少体热。仲景云春夏剧，秋冬差，而脉弦大者，正世俗所谓注夏病也。

——《外科心法·卷三·注夏患疮疡》

一男子，年逾四十，胃气素弱，面常生疮，盗汗发热，用黄芪建中汤少愈，更以补中益气汤而平。东垣云：气虚则腠理不密，邪气从之，逆于肉理，故多生疮。若以甘温之剂，实其根本，则腠理自固，即无他疾。

——《外科心法·卷三·肿疡不足》

王文远，臂患毒作痛，服寒凉药，遂致食少，大便不实。予以理中丸二服，更以六君子汤加砂仁、藿香治之，再以托里药，脓溃而愈。大凡疮痛甚者，如禀厚有火，则宜苦寒之剂；若禀薄者，则宜补中益气汤加芩连之类，在下加黄柏。人肥而疮作痛者，宜用荆防羌独之类，盖取其风能胜湿也。

——《外科心法·卷三·胃寒作呕》

一、 月经病

（一）月经不调

愚按：……愚所谓先期而至者，有因脾经血燥，有因脾经郁火，有因肝经怒火，有因血分有热，有因劳役火动。过期而至者，有因脾经血虚，有因肝经血少，有因气虚血弱……劳役火动者，补中益气汤。

——《校注妇人良方·卷一·调经门·月水不调方论第五》

一妇人月事未期而至，发热自汗，或用清热止汗之剂，作渴头眩，手掉身麻。余曰：此肝经血虚火动，火为阳，阳盛则生风。用柴胡、炒芩、连、山栀、归、芍、生地、丹皮各一钱，参、芪、苓、术各一钱五分，川芎七分，甘草五分，二剂汗止，用补中益气汤而愈。

——《校注妇人良方·卷一·调经门·月水不调方论第五》

一妇人内热作渴，饮食少思，腹内近左初如鸡卵，渐大四寸许，经水三月一至，肢体消瘦，齿颊似疮，脉洪数而虚，左关尤甚。此肝脾郁结之症，外贴阿魏膏，午前用补中益气汤，午后以加味归脾汤。两月许，肝火少退，脾土少健，仍与前汤送六味地黄丸，午后又用逍遥散送归脾丸。又月余，日用芦荟丸二服，空心以逍遥散下，日晡以归脾汤下。喜其谨疾，调理年余而愈。

——《女科撮要·卷上·经候不调》

一妇人发热口干，月经不调，两腿无力，服祛风渗湿之剂，腿痛体倦，二膝浮肿，经事不通。余作肝脾肾三经血虚火燥症，名鹤膝风，用六味、八味二丸兼服，两月形体渐健，饮食渐进，膝肿渐消，不半载而痊。前症若脾肾虚寒，腿足软痛，或足膝枯细，用八味丸。若饮食过多，腿足或臀内酸胀，或浮肿作痛，用补中益气加茯苓、半夏主之。

——《女科撮要·卷上·经候不调》

一妇人性沉静，勤于女工，善怒，小腹内结一块，或作痛，或痞闷，月经不调。恪服伐肝之剂，内热寒热，胸膈不利，饮食不甘，形体日瘦，牙龈蚀烂。此脾土不能生肺金，肺金不能生肾水，肾水不能生肝木，当滋化源，用补中益气、六味地黄，至仲春而愈。

——《女科撮要·卷上·经候不调》

一妇人经候过期，发热倦怠，或用四物、黄连之类，反两月一度，且少而成块；又用峻药通之，两目如帛所蔽。余曰：脾胃诸阴之首，目为血脉之宗，此脾伤五脏，皆为失所，不能归于目矣。遂用补中益气、济生归脾二汤，专主脾胃，年余寻愈。

——《女科撮要·卷上·经候不调》

一妇人素勤苦，冬初患咳嗽发热，久而吐血盗汗，经水两三月一至，遍身作痛。或用化痰降火，口噤筋挛，谓余曰：何也？余曰：此血虚而药益损耳。遂用加减八味丸及补中益气加麦冬、五味、山药治之，年余而痊。

——《女科撮要·卷上·经候不调》

一妇人饮食每用碗许，稍加，非大便不实，必吞酸嗳腐。或以为胃火，用二陈、黄连、枳实，加内热作呕。余曰：此未传寒中，故嗳气吞酸，胀满痞闷。不信，仍作火治虚症，并至月经不止，始信。余以六君加炮姜、木香数剂，元气渐复，饮食渐进。又以补中益气加炮姜、木香、茯苓、半夏，数剂痊愈。后因饮食劳倦，兼之怒气，饮食顿少，元气顿怯，用前药更加发热，诚似实火，脉洪大，按之而虚，两尺如无。此命门火衰，用补中益气加姜、桂及八味丸，兼服两月余，诸症悉愈。此症若因中气虚弱者，用人参理中汤或六君子加木香、炮姜；不应，用左金丸或越鞠丸；虚寒者加附子，或附子理中汤，无有不愈。

——《女科撮要·卷上·经候不调》

一妇人素有头晕，不时而作，月经迟而少。余以为中气虚，不能上升而头晕，不能下化而经少，用补中益气汤而愈。后因劳而仆，月经如涌，此劳伤火动，用前汤加五味子一剂，服之即愈。前症虽云亡血过多，气无所附，实因脾气亏损耳。

——《女科撮要·卷上·经候不调》

一妇人月事未期而至，发热自汗，服清热止汗之剂，反作渴头痛，手掉身麻。此因肝经风热，用柴胡、炒芩连、炒山栀、归、芍、生地、丹皮各一钱。参、芪、苓、术各一钱五分，川芎七分，甘草五分，二剂其汗全止，更以补中益气而愈。凡发热久者，阳气亦自病，须调补之。

——《女科撮要·卷上·经候不调》

一妇人性善怒，产后唇肿内热，用清热败毒；唇口肿胀，日晡热甚，月水不调，用降火化痰；食少作呕，大便不实，唇出血水，用理气消导；胸膈痞满，头目不清，唇肿经闭，用清胃行血；肢体倦怠，发热烦躁，涎水涌出，欲用通经之剂。余曰：病本七情，肝脾亏损，数行攻伐，元气益虚故耳，法当补阴益阳，遂以加味归脾汤、加味逍遥散、补中益气汤如法调治，元气渐复，唇疮亦愈。后因怒，寒热耳痛、胸膈胀闷、唇焮肿甚。此是怒动肝火而血伤，遂用四物合小柴胡加山栀顿愈。后又怒，胁乳作胀，肚腹作痛，呕吐酸涎，饮食不入，小水不利。此时怒动肝木克脾土，乃用补脾气、养脾血而愈。又因劳役怒气，饮食失时，发热喘渴，体倦不食，去血如崩，唇肿炽甚。此是肝经有火，脾经气虚，遂用补中益气加炒黑山栀、芍药、丹皮而愈。此症每见，但治其疮，不固其本，而死者多矣。

——《女科撮要·卷上·经候不调》

（二）崩漏

经云：阴虚阳搏，谓之崩。又云：阳络伤血外溢，阴络伤血内溢。又云：脾统血，肝藏血。其为患：因脾胃虚损，不能摄血归源；或因肝经有火，血得热而下行；或因肝经有风，血得风而妄行；或因怒动肝火，血热而沸腾；或因脾经郁结，血伤而不归经；或因悲哀太过，胞络伤而下崩……脾胃虚陷者，补中益气汤加酒炒芍药、山栀。

——《女科撮要·卷上·经漏不止》

大尹王大成之内，久患崩，自服四物、凉血之剂，或作或辍。因怒发热，其血不止，服前药不应，乃主降火，更加胁腹大痛，手足俱冷。余曰：此脾胃虚寒所致。先用附子理中汤，体热痛止。又用济生归脾、补中益气二汤，崩血顿愈。若泥痛无补法，则误矣。

——《校注妇人良方·卷一·调经门·暴崩下血不止方论第十五》

一妇人面黄或赤，觉腰间或脐下作痛，四肢困倦，烦热不安，经行即发寒热，两肋如束，血涌如崩，此脾胃亏损，元气下陷，与相火湿热所致。用补中益气加防风、芍药、炒黑黄柏，间以归脾汤调补，而血始归经。

——《校注妇人良方·卷一·调经门·暴崩下血不止方论第十五》

一妇人性急，每怒则太阳耳项喉齿胸乳作痛，则胸满吞酸，吐泻少食，经行不止，此皆肝火之症，肝自病则外症见，土受克则内症作。余先以四物加白术、茯苓、柴胡、炒栀、炒龙胆，清肺养血，次用四君加柴胡、芍药、神曲、吴茱萸、炒黄连以培土制肺，渐愈。惟月经不止，是血分有热，脾气尚虚，以逍遥散倍用白术、茯苓、陈皮，又以补中益气加酒炒芍药，兼服而安。

——《校注妇人良方·卷一·调经门·月水不断方论第十三》

一妇人怀抱不舒，腹胀少寐，饮食素少，痰涎上涌，月经频数。余曰：脾统血而主涎，此郁闷伤脾，不能摄血归源耳。用补中益气、济生归脾而愈。

——《校注妇人良方·卷一·调经门·月水不断方论第十三》

一妇人素勤苦，因丧子饮食少思，忽吐血甚多而自止，此后每劳则吐数口，瘵症已具，形体甚倦，午前以补中益气，午后以归脾汤送地黄丸而愈。

——《女科撮要·卷上·经漏不止》

一妇人面黄或赤，时觉腰间或脐下作痛，四肢困倦，烦热不安,其经若行,先发寒热,两肋如束,其血如崩。此脾胃亏损,元气下陷,与相火湿热所致,用补中益气加防风、芍药、炒黑黄柏,间以归脾汤调补化源,血自归经矣。

——《女科撮要·卷上·经漏不止》

一妇人性急,每怒非太阳、耳、项、喉、齿、胸、乳作痛,则胸满吞酸,吐泻少食,经行不止。此皆肝火之症,肝自病则外症见,土受克则内症作。若自病见,用四物加白术、茯苓、柴胡、炒栀、炒龙胆;若内症作,用四君加柴胡、芍药、神曲、吴茱、炒黄连,诸症渐愈。惟月经不止,是血分有热,脾气尚虚,以逍遥散倍用白术、茯苓、陈皮,又以补中益气加酒炒芍药,兼服而调。

——《女科撮要·卷上·经漏不止》

大化内患月事不期,崩血昏愦,发热不寐。或谓血热妄行,投以寒剂益甚;或谓胎成受伤,投以止血,亦不效,乃敬延先生诊之。曰:此脾气虚弱,无以统摄故耳,法当补脾,而血自止矣。用补中益气加炮姜,不数剂而验。惟终夜少睡惊悸,另服八物汤,更不效。叩诸先生,曰:杂矣。乃与归脾汤加炮姜以补心脾,遂如初。

——《女科撮要·卷上·经漏不止》

（三）闭经

一妇人停食,饱闷发热,或用人参养胃汤益甚,再用木香槟榔丸,泄泻吐痰,腹中成块,饮食少思;又用二陈、黄连、厚朴之类,前症益甚,腹胀不食,月经不至。余以为中气亏损,用补中益气加茯苓、半夏三十余剂,脾胃健而诸症愈;又二十余剂,而经自行。

——《女科撮要·卷上·经闭不行》

一妇人性沉多虑,月经不行,胸满少食,或作胀,或吞酸。余以为中气虚寒,用补中益气加砂仁、香附、煨姜二剂,胸膈和而饮食进;更以六君加芎、归、贝母、桔梗、生姜、大枣数剂,脾胃健而经自调矣。

——《女科撮要·卷上·经闭不行》

一妇人久患疟,形体怯弱,内热晡热,自汗盗汗,饮食少思,月事不行,服通经丸,虚症悉具。此因虚而致疟疾,因疟而致经闭，用补中益气及六味地黄丸，各百余剂，疟愈经自行。

——《女科撮要·卷上·经闭不行》

一妇人久患疟，疟作则经不行，形虚脉大，头痛懒食，大便泄泻，小便淋漓，口干唇裂，内热腹膨。皆元气下陷，相火合病，用补中益气汤治之寻愈。惟不时头痛，乃加蔓荆子而痛止，又兼用六味地黄丸而经行。

——《女科撮要·卷上·经闭不行》

一妇人因劳，耳鸣头痛体倦，此元气不足，用补中益气加麦门、五味而痊。三年后得子。因饮食劳倦，前症益甚，月经不行，晡热内热，自汗盗汗，用六味地黄丸、补中益气汤顿愈。前症若因血虚有火，用四物加山栀、柴胡；不应，八珍加前药。若气虚弱，用四君子。若怒耳便聋或鸣者，实也，小柴胡加芎、归、山栀；虚用补中益气加山栀。若午前甚作火治，用小柴胡加炒连、炒栀，气虚用补中益气。午后甚作血虚，用四物加白术、茯苓。若阴虚火动，或兼痰甚作渴，必用地黄丸以壮水之主。经云：头痛耳鸣，九窍不利，肠胃之所生也；脾胃一虚，耳目九窍皆为之病。

——《女科撮要·卷上·经闭不行》

一妇人胃气素弱，为哭母吐血咳嗽，发热盗汗，经水三月不行。余以为悲则伤肺，思则伤脾，遂朝服补中益气加桔梗、贝母、知母，夕用归脾汤送地黄丸而愈。

——《女科撮要·卷上·经闭不行》

（四）热入血室

妇人伤寒，或劳役，或怒气发热，适遇经行，以致热入血室……若病既愈而血未止，或热未已，元气素弱，用补中益气。

——《女科撮要·卷上·热入血室》

一妇人经行，感冒风寒，日间安静，至夜谵语，用小柴胡加生地治之顿安。但内热头晕，用补中益气加蔓荆子而愈。后因怒恼，寒热谵语，胸胁胀痛，小便频数，月经先期，此是肝火血热妄行，用加味逍遥加生地而愈。

——《女科撮要·卷上·热入血室》

一妇人因怒，寒热头痛，谵言妄语，日晡至夜益甚，而经暴至。盖肝藏血，此怒动火，而血妄行。用加味逍遥散加生地治之，神思顿清，但食少体倦，月经未已。盖脾统血，此脾气虚不能摄，用补中益气治之，月经渐止。

——《女科撮要·卷上·热入血室》

二、带下病

一妇人年逾六十，内热口干，劳则头晕，吐痰带下。或用化痰行气，前症益甚，饮食愈少，肢体或麻，恪服祛风化痰，肢体常麻，手足或冷或热，日渐消瘦。余曰：症属脾气虚弱而不能生肺，祛风之剂复损诸经也，当滋化源。遂用补中益气加茯苓、半夏、炮姜二十余剂，脾气渐复，饮食渐加，诸症顿愈。

——《女科撮要·卷上·带下》

一妇人吞酸胸满，食少便泄，月经不调，服法制清气化痰丸，两膝渐肿，寒热往来，带下黄白，面黄体倦。余以为脾胃虚，湿热下注，用补中益气，倍用参、术加茯苓、半夏、炮姜而愈。若因怒，发热少食，或两腿赤肿，或指缝常湿，用六君加柴胡、升麻及补中益气。

——《女科撮要·卷上·带下》

一妇人带下，四肢无力，劳则倦怠。余曰：四肢者土也，此属脾胃虚弱，湿痰下注，遂以补中益气、济生归脾二药，治之而愈。

——《女科撮要·卷上·带下》

一妇人年逾六十，带下黄白，因怒胸膈不利，饮食少思。服消导利气之药，反痰喘胸满，大便下血。余曰：此脾气亏损，不能摄血归源也。用补中益气加茯苓、半夏、炮姜，四剂，诸症顿愈，又用八珍加柴胡、炒栀而安。

——《女科撮要·卷上·带下》

三、妊娠病

（一）胎漏

若下血不止，名胎漏，血虚用二黄散，血去多，用八珍汤；未应，用补中益气汤……或因脾气虚，用四君加归地，中气虚，用补中益气汤……若面目虚浮，肢体如水气，名子肿，用全生白术散；未应，用六君子汤；下部肿甚，用补中益气倍加茯苓……若足指发肿，渐至腿膝，喘闷不安，或足指缝出水，名水气，用天仙藤散，脾胃虚弱，兼以四君子；未应，用补中益气，兼以逍遥散……或胎作胀，或腹作痛，此是脾胃气虚，而不能承载，用安胎饮加升麻、白术；不应，用补中益气汤。

——《女科撮要·卷下·保胎》

一妊妇下血，服凉血之药，下血益甚，食少体倦。此脾气虚而不能摄血，余用补中益气汤而愈。后因怒而寒热，其血仍下，此肝火旺而血沸腾，用加味逍遥散血止，用补中益气汤而安。

——《校注妇人良方·卷十二·妊娠疾病门·妊娠胎漏下血方论第五》

一妊妇因怒，胸膈不利，饮食少思，服消导顺气之剂，脾胃愈弱，饮食愈少，大便不实，且无度，久而便黄水，或带白。视其面色，黄中隐白。余曰：黄色脾虚也，白色肺虚也。朝以补中益气汤升补胃气，夕以六君子培补脾气而愈。

——《校注妇人良方·卷十二·妊娠疾病门·妊娠下如豆汁胎动腹痛方第九》

（二）妊娠腹痛

妊娠小腹痛，由胞络虚，风寒相搏。痛甚亦令胎动也。愚按：前症若中气虚，用补中益气汤。若腹胀痛，用安胎饮加升麻、白术，不应，兼补中益气汤。

——《校注妇人良方·卷十二·妊娠疾病门·妊娠小腹痛方论第十五》

（三）胎动不安

鸿胪张淑人，痢疾后胎动，心神不安，肢体殊倦，用八珍散二十余剂渐愈。因劳，加烦热头痛，以大剂补中益气汤，加蔓荆子治之，热痛顿止，仍用前散，又五十余剂而安。其后生产甚易。

——《校注妇人良方·卷十三·妊娠疾病门·妊娠胎动不安当下方论第三》

一妊娠八月，胎欲坠如产，卧久少安，日晡益甚。此气血虚弱，朝用补中益气汤加茯苓、半夏随愈，更以八珍汤调理而安。

——《校注妇人良方·卷十三·妊娠疾病门·妊娠未足月欲产方论第五》

一妇八月胎下坠或动，面黄体倦，饮食少思。此脾气虚弱，用补中益气汤倍白术，加苏梗，三十余剂而安。产后眩晕，胸满咳嗽，用四物加茯苓、半夏、桔梗而愈。

——《校注妇人良方·卷十八·产后门·产后血晕方论第五》

（四）子烦

一妊妇烦热，吐痰恶食，恶心头晕。此乃脾虚风寒为患，用半夏白术天麻汤以补元气，祛风邪，数剂渐愈。惟头晕未痊，乃用补中益气汤加蔓荆子，以升补阳气而愈。

——《校注妇人良方·卷十三·妊娠疾病门·妊娠子烦方论第九》

（五）子肿

一妊娠每至五月，肢体倦怠，饮食无味，先两足肿，渐至遍身，后及头面。此是脾肺气虚，朝用补中益气，夕用六君子加苏梗而愈。凡治妊娠，毋泥其月数，但见某经症，便用某药为善。

——《女科撮要·卷下·保胎》

愚按：前症（妊娠胎水肿满）……脾虚湿热，下部作肿，用补中益气加茯苓……若腿足发肿，喘闷不安，或指缝出水，用天仙藤散。脾胃虚弱，兼四君子汤。如未应，用补中益气汤。

——《校注妇人良方·卷十五·妊娠疾病门·妊娠胎水肿满方论第八》

一妊娠每胎至五月，肢体倦怠，饮食无味，先两足肿，渐至遍身，后及头面。此是脾肺气虚，朝用补中益气，夕用六君子加苏梗而愈。凡治妊娠，毋泥月数，但见某经症，即用本药为善。

——《校注妇人良方·卷十五·妊娠疾病门·妊娠胎水肿满方论第八》

（六）难产

窃谓交骨不开，产门不闭，皆由元气素弱，胎前失于调摄，以致血气不能运达而然也。交骨不开，阴气虚也，用加味芎归汤、补中益气汤。

——《校注妇人良方·卷十七·产难门·交骨不开产门不闭方论第四》

四、产后病

（一）产后腹痛

若泄泻痛而或后重，用补中益气汤送四神丸。

——《女科撮要·卷下·产后腹痛》

一产妇腹痛发热，气口脉大。余以为饮食停滞，不信，乃破血补虚，反寒热头痛，呕吐涎沫；又用降火化痰理气，四肢逆冷，泄泻下坠，始信。谓余曰：何也？余曰：此脾胃虚之变症也，法当温补。遂用六君加炮姜二钱，肉桂、木香一钱，四剂诸症悉退；再用补中益气之剂，元气悉复。

——《女科撮要·卷下·产后腹痛》

一产妇患前症（产后腹痛），或作呕，或昏愦，此脾气虚寒，用人参理中汤渐愈，又以补中益气汤加茯苓、半夏全愈。后复作痛而兼喘，仍用补中益气汤培补脾肺而瘥。

——《校注妇人良方·卷二十·产后门·产后小腹痛方论第八》

一产妇小腹作痛，小便不利，内热晡热，形体倦怠。余用加味逍遥散，以清肝火、生肝血；用补中益气汤，补脾胃、升阳气而瘥。

——《校注妇人良方·卷二十·产后门·产后寒疝腹痛方论第九》

（二）产后神昏

产后元气亏损，恶露乘虚上攻，眼花头晕，或心下满闷，神昏口噤，或痰壅盛者，急用失笑散主之……若因劳心力而致者，宜补中益气加香附。

——《女科撮要·卷下·产后血晕并失血》

（三）产后便血

产后便血，或饮食起居，或六淫七情，以致元气亏损，阳络外伤……若因元气下陷，补中益气加茯苓、半夏……大凡病久，或元气虚弱，见病百端，皆因脾胃亏损，内真寒而外假热，但用六君子，或补中益气加炮姜温补脾气，诸症悉退。若四肢畏冷，属阳气虚寒，急加附子。病因多端，当临症制宜，庶无误矣。

——《女科撮要·卷下·产后便血》

一产妇粪后下血，诸药不应，饮食少思，肢体倦怠。此中气虚弱，用补中益气加茱炒黄连五分，四剂顿止。但怔忡少寐，盗汗未止，用归脾汤治之而痊。

——《女科撮要·卷下·产后便血》

一妇人但怒便血，寒热口苦，或胸胁胀痛，或小腹痞闷。此木乘土，用六君加山栀、柴胡而愈，用补中益气、加味逍遥二药，而不复作。

——《女科撮要·卷下·产后便血》

一妇人久下血在粪前，属脾胃虚寒，元气下陷。用补中益气加连炒吴茱一钱，数剂稍缓；乃加生吴茱五分，数剂而愈。

——《女科撮要·卷下·产后便血》

一妇人产后便血，口干饮汤，胸胁膨满，小腹闷坠，内热晡热，饮食不甘，体倦面黄，日晡则赤，洒淅恶寒。此脾肺气虚，先用六君加炮姜、木香，诸症渐愈，用补中益气将愈，用归脾汤痊愈。后饮食失节，劳役兼怒气，发热血崩，夜间热甚，谵语不绝。此热入血室，用加味小柴胡，二剂而热退；用补中益气而血止；用逍遥散、归脾汤，调理而康。

——《女科撮要·卷下·产后便血》

（四）产后寒热

产后寒热，因气血虚弱，或脾胃亏损，乃不足之症。经云：阴虚则发热，阳虚则恶寒。若兼大便不通，尤属气血虚弱，切不可用发表降火。若寸口脉微，名阳气不足。阴气上入于阳中则恶寒，用补中益气汤……若病后四肢发热，或形气倦怠，此元气未复，湿热乘之耳，宜补中益气汤。

——《女科撮要·卷下·产后寒热》

一产妇恶寒发热，用十全大补加炮姜治之而愈。但饮食不甘，肢体倦怠，用补中益气而安。又饮食后犯怒，恶寒发热，抽搐咬牙，难候其脉，视其面色，青中隐黄，欲按其腹，以手护之。此肝木侮脾土，饮食停滞而作，用六君加木香，一剂而安。

————《女科撮要·卷下·产后寒热》

（五）产后咳嗽

产后咳嗽，或因阴血耗损，或因肺气亏伤，或阴火上炎，或风寒所感……风寒所感者，补中益气加桔梗、紫苏。

————《女科撮要·卷下·产后咳嗽》

一产妇咳嗽声重，鼻塞流涕。此风寒所感，用参苏饮，一钟顿愈六七；乃与补中益气加桔梗、茯苓、半夏，一剂而痊；又与六君加黄芪，以实其腠理而安。

————《女科撮要·卷下·产后咳嗽》

一产妇咳嗽痰盛，面赤口干，内热晡热，彻作无时。此阴火上炎，当补脾肾，遂用补中益气汤、六味地黄丸而愈。

————《女科撮要·卷下·产后咳嗽》

愚按：前症（产后咳嗽）……风寒所感，补中益气汤加桔梗、紫苏。

————《校注妇人良方·卷二十二·产后门·产后咳嗽方论第三》

一产妇咳嗽，见风则喘急恶寒，头痛自汗，口噤痰盛。余为脾肺气虚，腠理不密，用补中益气加肉桂，数剂而安。

————《校注妇人良方·卷二十二·产后门·产后咳嗽方论第三》

愚按：前症（产后喉中气急喘促）……若中气虚寒，用补中益气加炮姜、肉桂。若阳气虚脱，更加附子。

————《校注妇人良方·卷二十二·产后门·产后喉中气急喘促方论第四》

（六）产后疟疾

产后疟疾，因脾胃虚弱，饮食停滞，或因外邪所感，或郁怒伤脾，或暑邪所伏……饮食劳役，用补中益气汤。

————《女科撮要·卷下·产后疟疾》

一产妇朝寒暮热，或不时寒热，久不愈，用六君子、补中益气兼服，百余剂而寻愈。

————《女科撮要·卷下·产后疟疾》

（七）产后痢疾

产后泻痢，或因饮食伤损脾土，或脾土虚不能消食，当审而治之……若久泻，或元气下陷，兼补中益气汤以升发阳气……若脾肾虚寒，用补中益气及四神丸。

——《女科撮要·卷下·产后泻痢》

一妇人产后泄泻，兼呕吐咽酸，面目浮肿，此脾气虚寒，先用六君加炮姜为主，佐以越鞠丸而咽酸愈；又用补中益气加茯苓、半夏而脾胃康。

——《女科撮要·卷下·产后泻痢》

一产妇泻痢年余，形体骨立，内热晡热，自汗盗汗，口舌糜烂，日吐痰三碗许，脉洪大，重按全无。此命门火衰，脾土虚寒而假热，然痰者乃脾虚不能统摄归源也，用八味丸补火以生土，用补中益气汤兼补肺金而脾胃健。

——《女科撮要·卷下·产后泻痢》

愚按：前症（产后腹痛泻利）……若食既消而仍痛，更或头痛热渴，恶寒欲呕，此中气被伤，用补中益气、半夏、茯苓，以健脾胃。

——《校注妇人良方·卷二十二·产后门·产后腹痛泻痢方论第十一》

一产妇腹痛发热恶食，余以为饮食伤脾，彼反服破血之剂，加寒热头痛，呕吐涎沫；用化痰理气，四肢逆冷，泄泻下坠。余用六君加炮姜、肉桂、木香，再用补中益气汤而愈。

——《校注妇人良方·卷二十二·产后门·产后腹痛泻痢方论第十一》

愚按：前症（产后痢疾）白属气分，而赤属血分也……若久泻或元气下陷，兼补中益气汤，以升发阳气……若脾肾虚寒，用补中益气及四神丸。

——《校注妇人良方·卷二十二·产后门·产后赤白痢方论第十二》

一产妇食鸡子，腹中作痛，面色青黄，服平胃、二陈，更下痢腹胀；用流气饮子，又小腹一块不时上攻，饮食愈少。此脾胃虚寒，肝木克侮所致，用补中益气加木香、吴茱渐愈。又用八珍大补，兼服调理寻愈。

——《校注妇人良方·卷二十二·产后门·产后赤白痢方论第十二》

（九）产后瘈疭

窃谓瘈者，筋脉拘急也。疭者，筋脉张纵也。经云：肝主筋而藏血。盖肝气为阳为火，肝血为阴为水。前症因产后阴血去多，阳火炽盛，筋无所养而然耳。故痈疽脓水过多，金疮出血过甚，则阳随阴散，亦多致此……若属阳气脱陷者，用补中益气加姜、桂，阳气虚败者，用十全大补加桂、附，亦有复生者。

——《校注妇人良方·卷十九·产后门·产后瘈疭方论第十二》

（十）产后身痛

一产妇身腹作痛，发热不食，烦躁不寐，盗汗胁痛，服解散祛血之药，不时昏愦，六脉洪大如无。用补中益气加炮姜、半夏，一剂顿退二三，四剂寝食甘美。但背强而痛，用八珍散、大补汤，调理而安。

——《校注妇人良方·卷二十·产后门·产后遍身疼痛方论第一》

（十一）产后恶露不绝

愚按：前症（产后恶露不绝）……胃气下陷而不能统血，用补中益气汤。

——《校注妇人良方·卷二十·产后门·产后恶露不绝方论第三》

（十二）产后口干痞闷

愚按：前症（产后口干痞闷）若宿食停滞，用六君、枳实、神曲。若因肉食所致，更加山楂。若因鱼鲙之类，再加陈皮。其物既消而仍痞，或反作痛作呕，此脾胃受伤，用六君子汤。或咽酸嗳腐，加炮姜；作泻，更加升麻。如不应，佐以四神丸，或间用补中益气汤。

——《校注妇人良方·卷二十一·产后门·产后口干痞闷方论第一》

窃谓前症（产后血渴）……若胃气虚弱，用补中益气汤，或七味白术散。

——《校注妇人良方·卷二十一·产后门·产后血渴方论第二》

（十三）产后乍寒乍热

愚按：前症（产后乍寒乍热）若因阳气不足，阴气上入于阳中而恶寒者，用补中益气汤……若病后寒热倦怠者，用补中益气汤。

——《校注妇人良方·卷二十一·产后门·产后乍寒乍热方论第三》

一产妇恶寒发热，余以为血气虚寒，用十全大补加炮姜而寒热愈，用补中益气而肢体安。又食后犯怒，恶寒发热，抽搐咬牙，面色青中隐黄，此肝木侮脾土，饮食停滞，用六君子加木香，一剂而安。

——《校注妇人良方·卷二十一·产后门·产后乍寒乍热方论第三》

（十四）产后疟疾

愚按：前症（产后疟疾）……用药以补胃气为主，佐以草果饮之类……劳役所伤，用补中益气汤。

——《校注妇人良方·卷二十一·产后门·产后疟疾方论第四》

（十五）产后蓐劳

愚按：前症（产后蓐劳）当扶养正气为主，用六君子汤加当归。若脾肺气虚而咳嗽口干，用补中益气加麦门、五味。若因中气虚而口干头晕，用补中益气加蔓荆子。

——《校注妇人良方·卷二十一·产后门·产后蓐劳方论第五》

（十六）产后腹胀呕吐

一产妇患前症（腹胀呕吐），或用抵当汤，败血已下，前症益甚，小腹重坠，似欲去后。余谓此脾气虚而下陷，用补中益气汤加炮姜，温补脾气，重坠如失，又用六君子汤而安。

——《校注妇人良方·卷二十一·产后门·产后腹胀呕吐方论第八》

愚按：前症（产后呕逆不食）……饮食过时而兼劳役，用补中益气。

——《校注妇人良方·卷二十一·产后门·产后呕逆不食方论第九》

（十七）产后霍乱

一产妇吐泻咽酸，面目浮肿，此脾气虚寒，先用六君加炮姜为主，佐以越鞠丸而咽酸愈，又用补中益气加茯苓、半夏，而脾胃康。

——《校注妇人良方·卷二十一·产后门·产后霍乱方论第十》

（十八）产后头痛

愚按：前症（产后头痛）若中气虚，用补中益气汤加蔓荆子……若因风寒所伤，用补中益气汤加川芎。

——《校注妇人良方·卷二十二·产后门·产后头痛方论第二》

一产妇患头痛，日用补中益气汤，不缺已三年矣。稍劳则恶寒内热，为阳气虚，以前汤加附子一钱，数剂不发。

——《校注妇人良方·卷二十二·产后门·产后头痛方论第二》

（十九）产后血崩

愚按：前症（产后血崩）……脾气虚不摄血，补中益气汤。

——《校注妇人良方·卷二十二·产后门·产后血崩方论第七》

（二十）产后四肢浮肿

一产妇饮食少思，服消导之剂，四肢浮肿。余谓中气不足，朝用补中益气汤，夕用六君子汤而愈。后因怒腹胀，误服沉香化气丸，吐泻不止，饮食不进，小便不利，肚腹四肢浮肿，用金匮加减肾气丸而愈。

——《校注妇人良方·卷二十二·产后门·产后四肢浮肿方论第十》

一产妇泄泻，四肢面目浮肿，喘促恶寒。余谓脾肺虚寒，用六君子、姜、桂而泄泻愈，又补中益气而脾胃健。

——《校注妇人良方·卷二十二·产后门·产后四肢浮肿方论第十》

（二十一）产后遗粪

愚按：前症（产后遗粪）若脾肾虚弱，用还少丹，仍以补中益气汤为主。

——《校注妇人良方·卷二十三·产后门·产后遗粪方论第四》

一产妇大便不实，饮食少思，五更或清晨遗屎，此中气虚寒，脾肾不足，用补中益气送四神丸而痊。

——《校注妇人良方·卷二十三·产后门·产后遗粪方论第四》

（二十二）产后诸淋

一产妇小水淋沥，或时自出，用分利降火之剂，二年不愈。余以为脾肾之气虚，用补中益气汤、六味地黄丸而痊。

—— 《校注妇人良方·卷二十三·产后门·产后诸淋方论第五》

（二十三）产后小便频数

一产妇小便频数，时忽寒战，乃属脾肺虚弱，用补中益气加山茱、山药为主，佐以桑螵蛸散而愈。后患发热晡热，盗汗自汗，月水不调，用加味逍遥散而安。

—— 《校注妇人良方·卷二十三·产后门·产后小便频数方论第六》

一产妇患前症（产后小便频数），吐痰发热，日晡作渴，此膀胱阴虚，用补中益气汤，佐以六味丸而愈。又患痢后小便频数，手足俱冷，属阳气虚寒，用前汤及八味丸而瘳。

—— 《校注妇人良方·卷二十三·产后门·产后小便频数方论第六》

（二十四）产后小便不禁

愚按：前症（产后小便不禁）若脾肺阳虚，用补中益气汤。

—— 《校注妇人良方·卷二十三·产后门·产后小便不禁方论第七》

（二十五）产后阴脱玉门不闭

一产妇玉门不闭，发热恶寒，用十全大补加五味子，数剂而寒热退。用补中益气加五味子，数剂而玉门闭。

—— 《校注妇人良方·卷二十三·产后门·产后阴脱玉门不闭
方论第九》

一妇人脾胃素弱，兼有肝火，产后玉门肿痛，寒热作渴，呕吐不食，外敷大黄等药，内用驱利之剂，肿及于臀，诸症蜂起。此真气虚而邪气盛也，先用六君子以固肠胃，次用补中益气以补阳气，不数剂而全愈。

—— 《校注妇人良方·卷二十三·产后门·产后阴脱玉门不闭
方论第九》

一产妇患此（阴脱玉门不闭）失治，肿溃不已，形体消瘦，饮食少思，朝寒暮热，自汗盗汗半年矣。用补中益气加茯苓、半夏，脓水渐少，饮食渐进，用归脾汤共五十余剂而愈。

—— 《校注妇人良方·卷二十三·产后门·产后阴脱玉门不闭

方论第九》

（二十六）胞衣不出

愚按：前症（胞衣不下）若出而气虚不能入，用补中益气汤。

——《校注妇人良方·卷十八·产后门·胞衣不出方论第四》

三者皆元气不足，观诸治验……子宫不收者，补中益气加醋炒芍药、半夏，补而举之，或助以外治之法。

——《女科撮要·卷下·交骨不开阴门不闭子宫不收》

一产妇阴门不闭，发热恶寒，用十全大补加五味子数剂，而寒热悉退；又用补中益气加五味子，数剂而敛。若初产肿胀，或焮痛而不闭者，当用加味逍遥散。若肿既消而不闭者，当用补中益气汤，切忌寒凉之剂。

——《女科撮要·卷下·交骨不开阴门不闭子宫不收》

一妇人脾胃素弱，兼有肝火，产后阴门肿痛，寒热作渴，呕吐不食，敷大黄等药，服驱利之剂，肿及于臀，虚症蜂起。此真气虚而作，先用六君子以固脾胃，乃以补中益气汤升举，不数剂而消。

——《女科撮要·卷下·交骨不开阴门不闭子宫不收》

一产妇失治，肿溃不已，形体消瘦，饮食不思，朝寒暮热，自汗盗汗半年矣。用补中益气加茯苓、半夏以健脾胃，脓水渐少，饮食渐进；用归脾汤以解脾郁，共五十余剂，元气复而疮亦愈矣。

——《女科撮要·卷下·交骨不开阴门不闭子宫不收》

五、妇人杂病

（一）师尼寡妇寒热

宋褚氏疗师尼寡妇，别制方药，谓独阴无阳，致血气交争，乍寒乍热如疟，或腰背作痛而寒热，其肝脉弦出寸口，是其症也。若室女出嫁，愆期而寒热亦然。盖男子精盛，则思室，女子血盛以怀胎，此天地自然之理也……若兼亏损元气而寒热者，佐以补中益气汤。

——《女科撮要·卷上·师尼寡妇寒热》

一寡妇因怒，致不时寒热，久而不已，肝脉弦紧，用小柴胡加生地治之而愈。但见风寒热仍作，此是脾胃气虚，用加味归脾、补中益气二汤，兼服而止。

——《女科撮要·卷上·师尼寡妇寒热》

（二）血风疮

一妇人日晡身痒，月余口干，又月余成疮，服祛风之剂，脓水淋漓，午前畏寒，午后发热，殊类风症。余谓此肝经郁火，外邪所搏，用补中益气加山栀、钩藤，又以逍遥散加川芎、贝母而愈。

——《女科撮要·卷上·血风疮》

一妇人怀抱久郁，患前症，脓水淋漓，服连翘消毒散，食少胸痞；服清气化痰汤，作呕吐痰；服清热化痰丸，烦热畏寒，四肢燉热，面目赤色，脉大而无力。余以为脾胃亏损，而虚寒隔阳气于外，遂用六君子汤加炮姜治之，诸症稍愈，饮食顿进。又佐以四物汤，诸症渐愈。又以四君子每味各一钱，四物汤每味各五分，诸症全愈。后因劳晡热，体倦懒食，小腹痞坠，小便涩滞，自用四物、黄柏、知母，晡热尤甚，更烦渴眩晕。余以为脾气下陷，用补中益气汤渐愈，乃佐以逍遥散而安。后月经至如崩，前症复作，此脾气伤而不能统血，血虚而阴火动也，仍用补中益气而痊。

——《校注妇人良方·卷二十四·疮疡门·妇人血风疮论第六》

（三）阴疮

妇人阴疮，乃七情郁火，伤损肝脾，湿热下注。其外症有阴中舒出如蛇，俗呼阴挺；有翻突如饼，俗呼阴菌；亦有如鸡冠花，亦有生诸虫，亦有肿痛湿痒，溃烂出水，胀闷脱坠者。其内症口干、内热、体倦、经候不调、饮食无味、晡热发热、胸膈不利、胁肋不调、小腹痞胀、赤白带下、小水淋涩……肿闷脱坠者，宜用补中益气加山栀、丹皮。

——《女科撮要·卷上·阴疮》

一妇人胸膈不利，内热作渴，饮食不甘，肢体倦怠，阴中闷痒，小便赤涩，此郁怒所致。用归脾加山栀而愈。后因怒，患处并小腹胀痛，用小柴胡加山栀、芎、归、芍药而愈。但内热晡热，用逍遥散加山栀而愈。后因劳役发热，患处肿胀，小便仍涩，用补中益气加山栀、茯苓、丹皮而愈。

——《女科撮要·卷上·阴疮》

一妇人阴中突出如菌，四围肿痛，小便频数，内热晡热，似痒似痛，小腹重坠。此肝脾郁结之症，盖肝火湿热而肿痛，脾虚下陷而重坠也。先以补中益气加山栀、茯苓、车前、青皮以清肝火升脾气，渐愈。更以归脾汤加山栀、茯苓、川芎调理，更以生猪脂和藜芦末，涂之而收入。

——《女科撮要·卷上·阴疮》

一妇人阴中挺出一条五寸许，闷痛重坠，水出淋漓，小便涩滞，夕与龙胆泻肝汤分利湿热，朝与补中益气汤升补脾气，诸症渐愈；再与归脾加山栀、茯苓、川芎、黄柏，间服调理而愈。后因劳役或怒气，下部湿痒，小水不利，仍用前药即愈。亦有尺许者，亦有生诸虫物者，皆用此治。

——《女科撮要·卷上·阴疮》

一妇人腐溃，脓水淋漓，肿痛寒热，小便赤涩，内热作渴，肢体倦怠，胸胁不利，饮食少思，三月余矣。用补中益气内柴胡、升麻各用一钱，加茯苓一钱，炒山栀二钱，数剂少愈。又与归脾加山栀、川芎、茯苓，三十余剂，诸症悉退。惟内热尚在，再与逍遥散，倍用山栀而愈。

——《女科撮要·卷上·阴疮》

一妇人每交接，辄出血作痛，敷服皆凉血止痛之剂，不时出血甚多。此肝伤而不能藏血，脾伤而不能摄血也，用补中益气、济生归脾二汤而愈。若交接出血，用熟艾热裹入阴中。若交接违理而出血，用乱发、青布烧为末敷之，血自止。若出血过多，而见他症，但用前药，调补肝脾，诸症自愈矣。

——《女科撮要·卷上·阴疮》

一妇人阴肿下坠，闷痛出水，胸腹不利，小便频数，内热晡热，口苦耳鸣，先用小柴胡加车前、胆草、苓、术、升麻，二剂稍缓；又用加味逍遥加升麻，数剂稍愈；乃以加味归脾加升麻、柴胡，并补中益气加山栀，数剂渐愈；仍用加味逍遥、加味归脾二药，调理而瘥。

—— 《女科撮要·卷上·阴疮》

一妇人热痛，用寒凉败毒，饮食不入，时欲呕吐，小腹重坠，似欲去后。此脾胃亏损，元气下陷，症属虚寒，先用补中益气加炮姜二剂，重坠若失；再用前汤加茯苓、半夏，二十余剂而愈；乃以归脾少加柴胡、升麻、六味地黄丸，调理两月余而康。

—— 《女科撮要·卷上·阴疮》

（五）小产

小产重于大产，盖大产如栗熟自脱，小产如生采，破其皮壳，断其根蒂，岂不重于大产？但人轻忽致死者多矣。治法宜补形气、生新血、去瘀血……东垣云：昼发热而夜安静，是阳气自旺于阳分也。昼安静而夜发热躁，是阳气下陷于阴中也；如昼夜俱发热者，是重阳无阴也，当峻补其阴。王太仆云：如大寒而甚，热之不热，是无火也；热来复去，昼见夜伏，夜发昼止，时节而动，是无火也；如大热而甚，寒之不寒，是无水也；热动复止，倏忽往来，时动时止，是无水也。若阳气自旺者，补中益气汤。

—— 《女科撮要·卷下·小产》

（六）妇人肢体骨节疼痛

一妇人因怒，吐痰胸满，服二陈顺气化痰之剂，半身不遂，内热口干，形气殊倦。余视之，乃肝火炽盛而侮脾土也，用逍遥散、补中益气汤、六味地黄丸，喜其慎疾，年余而愈。

—— 《校注妇人良方·卷三·众疾门·妇人风痹手足不随方论第五》

一孀妇胸胁胀痛，内热晡热，月经不调，肢体酸麻，不时吐痰。或用清气化痰药，喉间不利，白带腹胀。又和清热理气药，胸膈不宽，肢体时麻。余曰：此本郁怒伤肝脾，前药伤甚耳。朝用归脾汤以解郁结生脾气，夕用加味逍遥散以生肝血清肝火，百余剂而愈。后因怒肢体复麻，用补中益气加山栀、茯苓、半夏而痊。后复怒病再作，月经如注，脉浮洪而数。此肝火伤脾，不能摄血所致也。用六君、芎、归、炮姜，一剂而血止；再补中益气加炮姜、茯苓、半夏，四剂而胃苏；更用归脾汤、逍遥散，调理而痊。

——《校注妇人良方·卷三·众疾门·妇人风痹手足不随方论第五》

一妇人头晕吐痰，用化痰理气药，肢体或麻；服祛风化痰药，肢体常麻，手足或冷或热。此脾土虚而不能生肺金，用补中益气加茯苓、半夏、炮姜二十余剂，脾气渐复，诸症稍愈。更用加味逍遥散三十余剂而愈。后因怒吐痰，自服清气化痰丸，饮食不进，吐痰甚多，胸胁胀满，余用六君子倍加参、术，少加木香，数剂而安。

——《校注妇人良方·卷三·众疾门·妇人风痹手足不随方论第五》

妇人血风，由气血不足，腠理不密，风冷乘之，以致邪正相搏，故骨节疼痛，肢体发热，口舌咽干。愚按：东垣先生云：饮食失节，脾胃虚弱，乃血所生病，故口中津液不行。若火热来乘土位，故肢体发热作渴……胃气受伤，用补中益气汤……倦怠无力，用补中益气、羌活、川芎。

——《校注妇人良方·卷四·众疾门·妇人血风肢体骨节疼痛方论第一》

一妇人自汗盗汗，发热晡热，体倦少食，月经不调，吐痰甚多。二年后，遍身作痛，阴雨益甚。此气虚而风寒所乘，用小续命汤，疼痛顿止。用补中益气、加味归脾三十余剂，诸症悉愈。

——《校注妇人良方·卷四·众疾门·妇人血风肢体骨节疼痛方论第一》

愚按：东垣云：若人身体沉重，走注疼痛，此湿热相搏，或风热郁而不得伸，附着于有形也。是症多因饮食起居失节，或因七情劳役失宜，脾胃亏损，腠理不密，外邪所侵，以致内热晡热，自汗盗汗，或经候不调，饮食不甘……头眩倦怠而痛者，补中益气汤。

——《校注妇人良方·卷四·众疾门·妇人血风白虎历节走注方论第二》

一妇人体肥胖，素有热，月经先期，患痛风，下体微肿，痛甚则小便频数，身重脉缓，此风湿血虚而有热。用羌活胜湿汤二剂，肿痛渐愈。用清燥汤数剂，小便渐清。用加味逍遥散，内热渐愈。

又为饮食停滞，发热仍痛，面目浮肿，用六君加柴胡、升麻而愈。又因怒气，小腹痞闷，寒热呕吐，用前药加山栀、木香而安。惟小腹下坠，似欲去后，此脾气下陷，用补中益气而愈。后因劳役怒气，作呕吐痰，遍身肿痛，经行寒热，此肝木侮脾土，用六君加柴胡、山栀，肿痛呕吐悉退，后用补中益气而安。

——《校注妇人良方·卷四·众疾门·妇人血风白虎历节走疰方论第二》

一妇人饮食劳役，两臁兼腿疼痛，或时寒热，余以为脾虚湿热下陷，用补中益气汤加山栀、茯苓、半夏，治之而痊。后复作，用六君子汤加柴胡、山栀全愈。

——《校注妇人良方·卷四·众疾门·妇人风邪脚气方论第九》

一妇人经行后，寒热晡热，两腿作痛，此肝经血虚也，加味逍遥散加山栀治之而愈。后因劳，日晡内热，或用四物、黄柏、知母之类，前症益甚，更加食少作泻。余以为元气下陷，前药复伤，后用六君子汤加补骨脂二剂，调补脾胃，而泻止食进，又用补中益气汤升举元气而痊。

——《校注妇人良方·卷四·众疾门·妇人风邪脚气方论第九》

（七）妇人痃癖

一妇人内热作渴，饮食少思，腹内初如鸡卵，渐大四寸许，经水三月一至，肢体消瘦，齿颊似疮，脉洪数而虚，左关尤甚。此肝脾郁结之症，外贴阿魏膏，午前用补中益气汤，午后用加味归脾汤。两月许，肝火少退，脾土少健，午前以补中益气下六味丸，午后以逍遥散下归脾丸。又月余，日用芦荟丸二服，空心以逍遥散下，日晡以归脾汤下。喜其谨疾调理，年余而愈。

——《校注妇人良方·卷七·众疾门·妇人痃癖诸气方论第七》

一妇人性多郁善怒，勤于女工，小腹内结一块，或作痛，或痞闷，月经不调，常服伐肝之剂，内热寒热，胸膈不利，饮食不甘，形体日瘦，牙龈蚀烂。此脾土不能生肺金，肺金不能生肾水，肾水不能生肝木。当滋化源，用补中益气、六味地黄，至仲春而愈。

——《校注妇人良方·卷七·众疾门·妇人痃癖诸气方论第七》

一妇人经候过期，发热倦怠，或用四物、黄连之类，反两月一度，且少而成块。又用峻药通之，两目如帛所蔽。余曰：脾为诸阴之首，目为血脉之宗，此脾伤五脏皆为失所，不能归于目也。遂用补中益气、济生归脾二汤，专主脾胃，年余而愈。

——《校注妇人良方·卷七·众疾门·妇人症癖诸气方论第七》

（八）妇人癥痞

愚按：前症（妇人癥痞）……若肝脾虚弱，用补中益气及归脾汤。

——《校注妇人良方·卷七·众疾门·妇人癥痞方论第十一》

（九）妇人阴肿

妇人阴肿，因胞胳素虚，风邪客之，乘于阴部，血气相搏故也。愚按：前症若气血虚弱，用补中益气汤，举而补之。

——《校注妇人良方·卷八·众疾门·妇人阴肿方论第十六》

（十）妇人阴痒

一妇人胸膈不利，内热作渴，饮食不甘，肢体倦怠，阴中闷痒，小便赤涩。此郁怒伤肝脾所致，用归脾汤加山栀而愈。复因怒，患处并小腹胀痛，用小柴胡加山栀、芎、归、芍药痛止，用逍遥散加山栀而愈。又因劳役，患处肿胀，小便仍涩，用补中益气加山栀、茯苓、丹皮而痊。

——《校注妇人良方·卷八·众疾门·妇人阴痒方论第十七》

（十一）妇人阴挺下脱

一妇人阴中突出如菌，四围肿痛，小便频数，内热晡热，似痒似痛，小便重坠。此肝脾郁结。盖肝火湿热而肿痛，脾虚下陷而重坠也。先以补中益气加山栀、茯苓、车前子、青皮以清肝火升脾气，更以加味归脾汤调理脾郁，外以生猪脂和藜芦末，涂之而收。

——《校注妇人良方·卷八·众疾门·妇人阴挺下脱方论第十九》

一妇人阴中挺出五寸许，闷痛重坠，水出淋漓，小便涩滞。夕与龙胆泻肝汤，分利湿热；朝与补中益气汤，升补脾气，诸症渐愈。再与归脾汤加山栀、茯苓、川芎、黄柏，间服调理而愈。后因劳役，或怒气，下部湿痒，小水不利，仍用前药即愈。

——《校注妇人良方·卷八·众疾门·妇人阴挺下脱方论第十九》

（十二）妇人阴中生疮

窃谓前症（阴中生疮）乃七情郁火，伤损肝脾，湿热下注。其外症阴中出如蛇如菌，或如鸡冠状，或生虫湿痒，或溃烂出水，或肿闷坠痛。其内症体倦内热，经候不调，或饮食无味，晡热发热，或胸胁不利，小便痞胀，或赤白带下，小水淋涩……肿闷坠痛者，补中益气汤、山栀、丹皮。佐以外治之法。

——《校注妇人良方·卷八·众疾门·妇人阴中生疮方论第二十》

一妇人溃腐，脓水淋漓，肿痛寒热，小便赤涩，内热作渴，肢体倦怠，胸胁不利，饮食少思。余以为肝脾亏损，用补中益气内柴胡、升麻各用一钱，加茯苓一钱，山栀二钱，数剂少愈。又与归脾汤加山栀、川芎、茯苓，三十余剂，诸症悉退。惟内热尚在，再与逍遥散，倍用山栀而愈。

——《校注妇人良方·卷八·众疾门·妇人阴中生疮方论第二十》

一妇人隐内脓水淋漓，或痒或痛，状似虫行，诊之少阴脉滑数。此阴中有疮也……或有子脏虚冷，气下冲，致阴脱出，谓之下脱，或因产努力而脱者，以当归散治之。久不愈者，以补中益气汤，倍加升麻、柴胡升举之。

——《外科心法·卷五·痔》

（十三）妇人交接痛

愚按：前症（妇人交接伤丈夫头痛）当用补中益气、六味地黄，以滋化源为主。

——《校注妇人良方·卷八·众疾门·妇人交接丈夫头痛
方论第二十一》

一妇人每交接出血作痛，此肝火动脾而不能摄血，用补中益气、《济生》归脾二汤而愈。若出血过多而见他症，但用前药调补肝脾。

——《校注妇人良方·卷八·众疾门·妇人交接辄血出痛
方论第二十二》

一妇人阴肿下坠，闷痛出水，胸腹不利，小便频数，内热晡热，口苦耳鸣，此肝脾火症，用小柴胡加车前、胆草、苓、术、升麻，一剂稍愈。又用加味逍遥加升麻，数剂渐愈。乃以加味归脾加升麻、柴胡，并补中益气加山栀，数剂顿愈。仍用加味逍遥、加味归脾二药调理全愈。

——《校注妇人良方·卷八·众疾门·妇人交接他物所伤方第二十三》

一妇人患前症（妇人交接他物所伤）热痛，或用寒凉败毒药，饮食不入，时欲作呕，小腹重坠。余谓此脾胃复损，元气下陷。先用补中益气加炮姜，二剂重坠渐愈。又加茯苓、半夏，二十余剂而愈。乃以归脾汤少加柴胡、升麻，并六味地黄丸而康。

——《校注妇人良方·卷八·众疾门·妇人交接他物所伤方第二十三》

（十四）妇人耳聍痛

一妇人经行后，因劳怒发寒热，耳作痛。余以经行为血虚，用八珍汤加柴胡；怒气为肝火，用加味逍遥散；劳役为气伤，用补中益气汤加山栀而愈。

——《校注妇人良方·卷二十四·疮疡门·妇人耳聍痛方论第二》

一妇人因怒发热，每经行两耳出脓，两太阳作痛，胸胁乳房胀痛，或寒热往来，或小便频数，或小腹胀闷，皆属肝火血虚。先用栀子清肝散二剂，又用加味逍遥散数剂，诸症悉退，乃以补中益气加五味而痊。

——《校注妇人良方·卷二十四·疮疡门·妇人耳聍痛方论第二》

一妇人耳内不时胀痛，内热口干，劳则头晕，吐痰下带。此肝脾气虚也，朝用补中益气，夕用加味逍遥散而痊。

——《校注妇人良方·卷二十四·疮疡门·妇人耳聍痛方论第二》

（十五）妇人足跟疮肿

一妇人素血虚，因大劳两足发热，晡热，月经过期。或用四物、苓、连，饮食少思，胸痞吐痰；用二陈、枳实、黄连，大便不实，吐痰无度，足跟作痛。余曰：足热，晡热，月经过期，肝脾血虚也；胸痞吐痰，饮食少思，脾胃气虚也。盖胃为五脏之根本，胃气一虚，诸病悉至。先用补中益气加茯苓、半夏，脾胃渐健，乃佐以六味丸补脾肾，不两月而痊。

——《校注妇人良方·卷二十四·疮疡门·妇人足跟疮肿方论第十一》

　　一妇人经候不调，发热晡热，胸膈不利，饮食少思。服清热宽中消导之剂，前症益甚，更兼肢体酸痛；服除湿化痰等药，经候两三月一至；服通经降火之剂，足跟足指作痛，其热如炙。余以为足三阴亏损，用补中益气、六味地黄，两月诸症渐退，又用前汤并八珍汤，两月而康。

——《校注妇人良方·卷二十四·疮疡门·妇人足跟疮肿方论第十一》

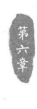

第六章

五官科症

一、茧唇

一儒者因劳役感冒，唇生疮，或用四物加黄柏、知母之类而愈。后复作，彼仍用前药益甚。腹中阴冷，余用补中益气汤加茯苓、半夏，治之而愈。

——《口齿类要·茧唇》

一男子素善怒，唇肿胀，服清胃等药，时出血水，形体骨立。余用补中益气加半夏、茯苓、桔梗，月余唇肿渐消，元气渐复。又以四物加柴胡、炒栀、丹皮、升麻、甘草数剂，乃去栀加参、术而痊。

——《口齿类要·茧唇》

一妇人善怒，下唇微肿，内热体倦。用化痰药，食少作呕，大便不实，唇出血水；用理气消导，胸膈痞满，头目不清，唇肿经闭；用清胃行血，肢体愈倦，发热烦躁，涎水涌出。余曰：此七情损伤肝脾，误行攻伐所致。遂用济生归脾汤，食进便实；用加味逍遥散，肿消热退；用补中益气汤，脾健涎止。后因怒，寒热耳痛，胸膈胀闷，唇燎肿甚。此怒动肝火，而伤阴血，用四物合小柴胡加山栀顿愈。又因怒，胁乳作胀，肚腹作痛，呕吐酸涎，饮食不入，小水不利。此怒动肝木而克脾土，用补中益气加川芎、芍药而愈。又劳役怒气，饮食失节，发热喘渴，体倦不食，下血如崩，唇肿炽甚。此肝经有火，不能藏血，脾经气虚，不能摄血，用补中益气加炒黑山栀、芍药、丹皮而愈。

——《口齿类要·茧唇》

二、口疮

口疮上焦实热，中焦虚寒，下焦阴火，各经传变所致，当分别而治之。如发热作渴饮冷，实热也，轻者用补中益气汤，重则用六君子汤。

——《口齿类要·口疮》

秋官赵君言，口舌生疮，劳则体倦，发热恶寒，此内伤气血之症，用补中益气加五味、麦冬而愈。

——《口齿类要·口疮》

进士刘华甫，口舌生疮，午前热甚，脉数而有力，用清心莲子饮稍愈。更以四物二连汤全愈。后因劳役，日晡发热，脉数而无力，用四物加参、术、柴胡少瘥。但体倦口干，再用补中益气汤而愈。

——《口齿类要·口疮》

一人胃弱痰盛，口舌生疮，彼服滚痰丸愈盛，反泻不止，恶心困倦。此胃气被伤也。予以香砂六君子汤，数剂少可。再以补中益气汤加茯苓、半夏，二十余剂而愈。夫胃气不足，饮食不化，亦能为痰。补中益气，乃治痰之法也。苟虚证而用峻利之剂，鲜不危哉。

——《外科心法·卷三·胃寒作呕》

周上舍，脾胃虚，服养胃汤、枳术丸，初有效而久反虚，口舌生疮，劳则愈盛，服败毒药则呕吐。此中气虚寒也，以理中汤治之，少愈。更以补中益气汤加半夏、茯苓，月余而平。夫养胃汤，香燥之剂也。若饮食停滞，或寒滞中州，服则燥开胃气，宿滞消化，少为近理。使久服则津液愈燥，胃气愈虚。况胃气本虚而用之，岂不反甚其病哉？

——《外科心法·卷三·胃寒作呕》

聘士王文远，咽喉肿痛，口舌生疮，劳而愈盛。以补中益气汤加玄参、酒炒知母、黄柏，治之而愈。

——《外科心法·卷四·喉闭》

一男子口舌生疮，脉浮而缓，饮补中益气汤加炮姜，更以桂末，含之即愈。

——《外科发挥·卷六·咽喉》

三、齿痛

齿者肾之标，口者脾之窍。诸经多有会于口者，齿牙是也。徐用诚先生云：齿恶寒热等症，本手足阳明经；其动摇脱落，本足少阴经；其虫蛀龈肿，出血痛秽，皆湿热胃火；或诸经错杂之邪，与外因为患……中气虚而痛者，补中益气汤补之。

——《口齿类要·齿痛》

宗伯毛三江，胃经虚热，齿牙作痛，用补中益气加熟地、丹皮、茯苓、芍药寻愈。

——《口齿类要·齿痛》

廷尉张中梁齿动，或用清胃散，肢体倦怠，饮食少思，牙齿作痛。余曰：此脾肾亏损，用安肾丸、补中益气汤兼服。外用羌活散而愈。或牙根溃烂，如喜寒恶热者，乃胃血伤也，用清胃散。若恶寒喜热者，胃气伤也，用补中益气汤。

——《口齿类要·齿痛》

杨考功齿痛作渴，属脾胃虚弱，阴火炽甚，用补中益气加酒炒黑黄柏四剂，又服加减八味丸，诸症顿愈。又用补中益气汤而痊愈。

——《口齿类要·齿痛》

王吏部患齿痛，或用祛风等剂，更加寒热体倦，懒食欲呕。彼以为火盛。余曰：病因元气不足，前药复伤。遂用补中益气加茯苓、半夏，元气复而诸症愈。

——《口齿类要·齿痛》

朱工部午后有热，遇劳遗精，甚齿即痛。此脾肾虚热。先用补中益气送六味丸，更以十全大补汤而愈。

——《口齿类要·齿痛》

膳部钟复斋，每劳心则齿缝胀而不能咀嚼，此元气虚弱。先用补中益气汤而痊。更用十全大补汤，虽劳不作。

——《口齿类要·齿痛》

一男子齿浮作痛，耳面黧色，口干作渴，日晡则剧。此脾虚弱也。用补中益气汤、加减八味丸而愈。

——《口齿类要·齿痛》

大宗伯毛公，齿痛，胃脉无力。用补中益气汤，加生地黄、牡丹皮，治之而愈。

——《外科心法·卷四·口齿咽喉并肾虚耳痛》

一男子齿痛，脉浮无力，以补中益气汤，加黄连、生地黄、石膏治之，不复作。

——《外科发挥·卷六·咽喉》

四、 舌症

秋官郑过饮，舌本强肿，言语不清。此脾虚湿热。用补中益气加神曲、麦芽、干葛、泽泻而愈。

——《口齿类要·舌症》

一膏粱之人患舌痛，敷服皆消毒之药，舌肿势急。余刺舌尖及两傍，出紫血杯许，肿消一二。更服犀角地黄汤一剂，翌早复肿胀，仍刺出紫血杯许，亦消一二。仍服前汤，良久舌大肿，又刺出黑血二杯许，肿渐消。忽寒热作呕，头痛作晕，脉洪浮而数，此邪虽去而真气愈伤。与补中益气倍加参、芪、归、术，四剂而安，又数剂而愈。

——《口齿类要·舌症》

先兄口舌糜烂，痰涎上壅，饮食如常，遇大风欲仆地。用补中益气汤，及八味丸即愈。间药数日仍作，每劳苦则痰盛目赤，漱以冷水，舌稍愈，顷间舌益甚，用片附子噙之即愈。服前二药诸症方痊。

——《口齿类要·舌症》

五、 喉痹、咽喉痛

廷评张汝翰，患喉痛，日晡益甚，此气血虚而有热，用八珍汤而愈。后每入房，发热头痛，用补中益气加麦门、五味及六味丸常服，后不复作。

——《口齿类要·喉痹诸症》

一儒者三场毕，忽咽喉肿闭，不省人事，喘促痰涌，汗出如水，肢体痿软，脉浮大而数。此饮食劳役，无根虚火上炎，用补中益气加肉桂，一剂顿苏。

——《口齿类要·喉痹诸症》

儒者王文远，咽喉肿痛，口舌生疮，劳则愈甚，余谓脾肺气虚，膀胱有热。以补中益气加玄参、酒炒黑黄柏、知母稍愈，乃去黄柏、知母，加山茱萸、山药乃瘥。

——《口齿类要·喉痛》

一儒者年逾五十，咽喉痛服凉药，或过劳痛愈甚，此中气虚热。以补中益气，加炒黑芩、连，四剂而愈，乃去芩、连，又数剂痊愈。

——《口齿类要·喉痛》

一儒者脚发热则咽喉作痛，内热口干，痰涎上涌。此肾经亏损，火不归经。用补中益气加麦门、五味，及加减八味丸而痊愈。

——《口齿类要·喉痛》

一老人咽喉痛，小便数而赤，日晡尤甚，此膀胱阴虚，当滋化源。以补中益气加酒炒黑黄柏、知母二味，四剂咽痛稍可，乃去二味加以山茱、山药、麦门、五味，顿愈。

——《口齿类要·喉痛》

一星士，劳而入房，喉痛渐闭，痰涎上涌，四肢乍热。此阴虚阳气飞扬。用补中益气加附子煎灌而愈。

——《口齿类要·喉痛》

一弱人咽痛，服凉药，或遇劳愈甚，以补中益气汤加芩、连，四剂而愈；乃去芩、连，又数剂，不再发。常治午后痛，去芩连加知母、黄柏、玄参，亦效。

——《外科发挥·卷六·咽喉》

一老人咽痛，日晡尤甚，以补中益气汤加酒炒黄柏、知母，数剂而愈。

——《外科发挥·卷六·咽喉》

六、 目疾

给事张禹功，目赤不明，服祛风散热药，反畏明重听，脉大而虚，此因劳心过度，饮食失节，以补中益气加茯神、枣仁、山药、山茱、五味顿愈。又劳役复甚，用十全大补兼以前药渐愈，却用补中益气加前药而痊。

——《内科摘要·卷下·肝脾肾亏损头目耳鼻等症五》

一儒者，日晡两目紧涩，不能瞻视，此元气下陷，用补中益气倍加参、芪数剂而愈。

——《内科摘要·卷下·肝脾肾亏损头目耳鼻等症五》

一男子，亦患前症（两目紧涩，不能瞻视），服黄柏、知母之类，更加便血，此脾虚不能统血，肝虚不能藏血也，用补中益气、六味地黄而愈。

——《内科摘要·卷下·肝脾肾亏损头目耳鼻等症五》

一儒者，两目作痛，服降火祛风之药，两目如绯，热倦殊甚，余用十全大补汤数剂，诸症悉退，服补中益气兼六味丸而愈。复因劳役，午后目涩、体倦，服十全大补而痊。

——《内科摘要·卷下·肝脾肾亏损头目耳鼻等症五》

七、 耳鸣

少宰李蒲汀，耳如蝉鸣，服四物汤，耳鸣益甚，此元气亏损之症，五更服六味地黄丸，食前服补中益气汤顿愈。此症若血虚而有火，用八珍加山栀、柴胡。气虚而有火，四君加山栀、柴胡。若因怒就聋或鸣，实用小柴胡加芎、归、山栀，虚用补中益气加山栀。午前甚用四物加白术、茯苓，久须用补中益气，午后甚用地黄丸。

——《内科摘要·卷下·肝脾肾亏损头目耳鼻等症五》

八、 鼻炎

一男子面白，鼻流清涕，不闻馨秽，三年矣，用补中益气加麦门、山栀而愈。

——《内科摘要·卷下·肝脾肾亏损头目耳鼻等症五》